「圧下」のための歯科矯正用アンカースクリューテクニック

挺出歯と咬合平面の自由自在なコントロール

［著］米澤大地
Daichi Yonezawa

クインテッセンス出版株式会社　2015

Tokyo, Berlin, Chicago, London, Paris, Barcelona, Istanbul, Milano, São Paulo, Moscow, Prague, Warsaw, Delhi, Bucharest, and Singapore

クインテッセンス出版の書籍・雑誌は、歯学書専用通販サイト『歯学書.COM』にてご購入いただけます。

PCからのアクセスは…

歯学書　検索

携帯電話からのアクセスは…

QRコードからモバイルサイトへ

推薦のことば

　1990年代に始まったインプラント矯正の潮流は、矯正治療に革新をもたらした。口腔内に絶対的固定源を設置することで、これまで不可能とされてきた大臼歯の圧下を可能とした。患者のコンプライアンスに影響されず、持続的に強力な固定源を提供することから、反作用もなく、その効果も絶大である。これにより、臨床経験豊富な矯正医でさえも困難であった開咬の治療を比較的容易に行うことができるようになった。それまで、開咬をはじめとする数々の難症例に苦しめられてきた多くの矯正医や患者にとっては、まさに福音といえよう。

　インプラント矯正は、その有用性や汎用性から、瞬く間に、アジア、世界中の国々に広がっていったが、今後もさらに矯正治療の効率化、スピーディーな歯の移動の実現に向けて様々な分野での臨床への応用が加速していくものと考えられる。

　アンカースクリューが特に威力を発揮するのは、実は部分矯正・限局矯正治療(MTM、LOT)の領域である。これまでの治療では、本来動かそうとする目的の歯が動かずに、固定源となる歯が動いてしまい、咬合を崩してしまうことが多かった。しかしアンカースクリューを用いると、何ら反作用を生じず、目的とする歯を目標位置まで移動することが可能である。臨床の現場では、特に中高年の患者において、歯の喪失に起因する咬合崩壊が頻繁にみられる。今後ますます、アンカースクリューを応用した、歯周治療、部分・限局矯正治療、補綴治療を含む包括的治療の需要が高まるであろう。

　そのような折に、歯周治療、補綴・インプラント治療、矯正治療を包括したトータル治療を提唱され、この分野での臨床経験豊かな米澤大地先生が満を持して本書を上梓された。アンカースクリューの安心安全な埋入法、適用法から全顎矯正治療や部分・限局矯正治療におけるアンカースクリューを用いた圧下の実際や問題点が症例を通して、わかりやすく解説されている。この中に「圧下の臨床」のすべてが包括されている。矯正医のみならず、歯科医師必携の一冊となることを確信している。

2015年2月
長崎大学大学院医歯薬学総合研究科
歯科矯正学分野 教授
吉田 教明

推薦のことば

　近代歯科矯正学において、Dr. Angleが20世紀初頭にエッジワイズ装置を開発し、歯の移動の三次元的なコントロールが可能となった。しかしながら、本書のテーマである"歯の圧下"は、長年にわたり、矯正歯科医を悩ませてきた、もっとも難しい歯の移動の一つであったといえる。従来の固定源を用いた歯の移動では反作用が避けられず、絶対的な圧下が困難であったからである。しかし、1980年代に入り、Dr. Creekmoreらが提案した、骨を固定源に歯を移動する"スケレタルアンカレッジ"の概念が、歯科矯正治療を大きく変え、新たな歯の圧下に対するアプローチを可能とした。本邦でも1990年代からスクリューやプレートなどが絶対固定に用いられるようになり、2013年には一部のチタンスクリューが「歯科矯正用アンカースクリュー」として厚生労働省の薬事承認を受けている。

　歯科矯正用アンカースクリューを固定源とすることで、前歯や大臼歯の絶対的な圧下が可能となる。それにより前歯部開咬、過蓋咬合、ガミースマイルや咬合平面の傾斜など、垂直的な問題を解決することができる。また、全顎的な矯正歯科治療のみでなく、対合歯喪失による臼歯の過萌出や鋏状咬合の治療など、補綴治療を前提とした部分矯正においても、その効果を発揮する。さらに、固定源の確保を患者の協力性に依存しないことから、予測性の高い歯科治療が可能となった。

　本書において米澤大地先生は、その豊富な臨床経験に基づいて、歯科矯正用アンカースクリューを用いた歯の圧下法を部分矯正から全顎矯正に至るまで、詳細にわかりやすく解説されている。歯科矯正用アンカースクリューを用いた歯科治療を、今から始める先生からすでに経験をお持ちの先生まで、幅広く参考にしていただけるものと思う。歯の圧下を治療計画に組み込むことで、より質の高い歯科治療の提供をめざそうではないか。

2015年2月
徳島大学大学院ヘルスバイオサイエンス研究部
口腔顎顔面矯正学分野 准教授
黒田 晋吾

序

　筆者は、Dr. Angleが考案したエッジワイズ装置、Dr.Andrewsが考案したストレートワイヤーテクニックなど、少ないワイヤーベンドで歯牙の三次元的コントロールができる時代、いわゆるShoulder of Giantsのごとく、先人の開発したテクニックによって、より高度な歯牙の動きを可能にできるようになった世代の人間である。さらに、それが骨を固定源にする"スケレタルアンカレッジ"を得て、その時代とともに自身の矯正歯科臨床経験を積んできた、スケレタルアンカレッジと共に育ってきたと言ってもよい。

　筆者とスケレタルアンカレッジとの出会いは20年近く前のStraumann社のOrtho Implantである。口蓋正中部に設置されたインプラントと歯牙の連結機構は、キャストでカスタムで制作したにも関わらずその機構に遊びが多く、工夫を要したが劇的な水平的改善（A点の後方変化）をもたらし、臼歯関係も改善した。しかし、ある矯正専門医に水平的コントロールしかなく、垂直的コントロールの概念がないと頂いた指摘がその後、筆者のバーティカルコントロールへの執着、原動力となり"圧下"がもたらす恩恵のとりこになったようである。

　本書は部分矯正を導入する一般歯科の先生方へ、挺出歯の取り扱いとして、過去には妥協的な治療方法しか存在しなかったが、現在新しいオプションとしての"圧下"によって保存的な治療が可能になったその方法と、"圧下"の概念によって、咬合平面を従来より自由にコントロールできるようになったその可能性について記している。

　最後に、私のようなGPに矯正の知識を与えて頂いた矯正専門医の恩師、下間一洋先生と、咬合治療を通じて、補綴治療と矯正治療を融合させる奥深さを教えて頂いた、補綴専門医の恩師、本多正明先生に感謝の意を申し上げたい。また、いつも私の片腕となってくれる内海崇裕、多田衣里両先生をはじめ、米澤歯科醫院のスタッフにもこの場を借りて感謝の気持ちを表したい。

2015年2月

米澤大地

Contents

Prologue
「圧下」で挺出歯と咬合平面のコントロールも自由自在 11

1. 「圧下」により挺出歯への対応が最小限の侵襲で可能に 12
2. 「圧下」で自由な咬合平面のコントロールが可能に 14

Chapter 1
「圧下」に用いるアンカースクリューの基本知識 17

1. アンカースクリューの安定する位置への埋入が「圧下」成功の第一歩 18
   - 1-1. アンカースクリューの脱落率 18
   - 1-2. アンカースクリューの埋入部位選択の重要性 18

2. 初期固定から見たアンカースクリューの選択の仕方 20
   - 2-1. セルフドリリングか、セルフタッピングか 20
   - 2-2. 直径の選択基準は? 20
   - 2-3. テーパータイプか、ストレートタイプか 22
   - 2-4. シングルヘッドか、デュアルヘッドか 22
   - 2-5. フィンの形状は? 24
   - 2-6. アンカースクリューの長さの決め方は? 25

3. 「圧下」のためのアンカースクリューの埋入部位、角度の決め方 26
   - 3-1. 埋入に有利な部位は? 26
   - 3-2. 埋入角度の基本は? 27
   - 3-3. 使用目的による埋入角度、位置の違いは? 28

4. アンカースクリューの埋入手順 29
Step1. 消毒 29
Step2. 麻酔 29
Stpe3.（オプション）切開・剥離 30
Step4.（オプション）ピットの形成 32
Step5.（オプション）ドリリング 32
Step6. デンタルエックス線画像による術後確認 33
　　　　　術後確認の実例から 34
Step7. CT画像による術後確認 37
Key to success 1　埋入用ドライバーの選び方 38
Key to success 2　安全確保のための器具、器材の選び方 39
Key to success 3　骨質に応じた対応を 40
Key to success 4　術中、隣接歯を損傷していないかの確認を怠らない 41
　　　　　偶発的な歯根接触！　シミュレーションをしてみると… 43
Key to success 5　貫通部粘膜の炎症への対策 45
Key to success 6　上顎洞の穿孔を避けるには 46
Key to success 7　神経の損傷、および血管の損傷を避けるには 47

5. 偶発症とその対応 48
5-1. 痛み、腫れ 48
5-2. 歯髄の断髄、失活 48
5-3. 歯根の短小化 48
5-4. 歯肉炎 49
5-5. 他の部位の叢生の発現 49
5-6. 後戻り 49
5-7. まとめ 49

Contents

Chapter 2
牽引の仕方 51

1. パワーチェーンのかけ方とタイミング 52

1-1. パワーチェーンの選び方 52
1-2. パワーチェーンのかけ方 52
1-3. パワーチェーンをかける時期 54
1-4. パワーチェーンの交換時期 54

`Key to success 1` 圧下の際、近心方向に力がかかると、叢生を招くので注意 55
`Key to success 2` アンカースクリューの動揺が起こった時には 56

Chapter 3
始める前におさえておきたい「圧下」に関する基本事項 57

1. アンカースクリューを用いた「圧下」に必要な基本知識 58

1-1. 圧下に必要な矯正力は? 58
1-2. 圧下に必要な矯正力の種類と作用期間は? 58
1-3. 圧下による周囲組織への影響は? 59
1-4. 圧下の限界は? 62
1-5. 治療期間の目安は? 64
1-6. 圧下のデメリットは? 64
1-7. 下顎での圧下 65

Chapter 4
限局矯正（LOT）による臼歯部の「圧下」：
治療中に起こりうる事態と対応例から 67

[症例1] 「圧下」に伴う叢生のコントロールが必要となった例..........68

[症例2] 上顎編：口蓋側と頬側の
「圧下」のスピードの差が生じた例から 72

[症例3] 上顎編：限局矯正（LOT）による「圧下」に25ヵ月を要した例......77

[症例4＋5] 下顎編：限局矯正（LOT）における下顎の「圧下」の問題点.....83

Chapter 5
ここまでいける「圧下」アドバンス症例：
CANTから骨格性開咬、ガミースマイルまで 89

[症例1] **CANT**
上顎臼歯部の「圧下」によりCANTを是正した例 90

[症例2] **開咬**
骨格性開咬症例を上下顎大臼歯を「圧下」させ、改善した例 94

[症例3] **ガミースマイル**
上顎歯列全体の「圧下」により、咬合平面を上方に移動し、
ガミースマイルを改善した例 98

[症例4] **Ⅱ級のバーティカルコントロールによる改善**
成人に対しMechanism of Growthのコンセプトを応用し、
臼歯関係を是正（Ⅱ→Ⅰ）した例 103

Epilogue
今後の課題：「圧下」と再生療法 107

1. 再生療法＋「圧下」は有効か？ 108
1-1. 再生療法と矯正の併用に関する筆者の評価は？ 108
1-2. 根分岐部に対する再生療法＋圧下＋全顎矯正の可能性は？ 108

Prologue
「圧下」で挺出歯と咬合平面のコントロールも自由自在

Prologue

1

「圧下」により挺出歯への対応が最小限の侵襲で可能に

　日常臨床において欠損補綴（インプラント、部分義歯等）を計画する際、対合歯の挺出によく遭遇する。その対応策として
①挺出歯を抜髄して歯冠修復を行う。
→歯冠長が短くなるため、歯冠長延長目的で形成外科を行うが、臼歯歯根分岐部露出のリスクが生じる
②咬合調整のみを行う
→象牙質が露出することも多く、調整不足によって適正な歯冠形態がとれず、咬合性外傷を起こすことが多い。
③全顎的矯正治療を行う
→理想的とはいえ、圧下のメカニズムにより他の歯の挺出の反作用も起こっている。
などの方法があるが、その欠点も併記したように、これらの方法では、最小限の侵襲で理想的な治療を行うことは不可能である。
　挺出した歯を圧下し、元に戻すことができれば理想的だが、過去においては「歯牙の圧下」という動きは矯正治療において難易度が高かった。ましてや臼歯の圧下は、ほぼ不可能であると考えられていた。が、今日では歯科矯正用アンカースクリュー（TADs：Temporary Anchorage Devices、暫間的固定装置の一種。以下、アンカースクリュー）の出現によりそれが可能となった。
　このような絶対的固定源を使用した矯正治療は、かつては圧下の動態がやや大規模で侵襲の大きいSAS（Skeletal Anchorage System）のシステム等で行われていたが、現在ではアンカースクリューによるテンポラリーアンカレッジデバイスによっても比較的容易に行えるようになっている。

> 挺出歯のコントロール

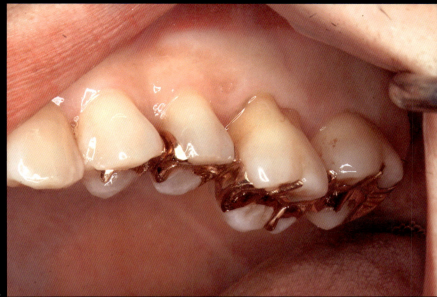

図 A

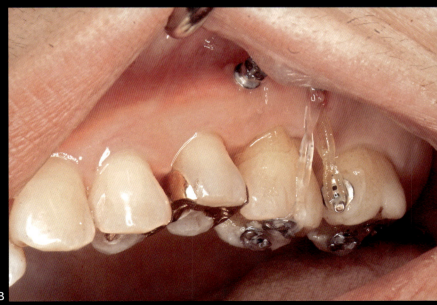

図 B

図 A, B
挺出した大臼歯を挺出前に近い状態に圧下することができる。Chapter 4に詳しく述べる。

Prologue 2

「圧下」で自由な咬合平面の
コントロールが可能に

　アンカースクリューによる「圧下」の出現によって従来、不可能に近かった咬合平面のコントロールが矯正治療、咬合再構成の補綴治療の概念を変えた。

　図C、Dの症例は、ガミースマイルとともに、咬合平面の傾斜（CANT）を伴っている。その改善のためにアンカースクリューを使用した。その絶対的固定源によって両側上顎臼歯を圧下し、矯正線のトルクにより従来のメカニズムで前歯の圧下を行った。すなわち、咬合平面全体を上方へ移動し、下顎歯は代償性の挺出をさせることで、全体の咬合高径を変えることなく、ガミースマイルを改善した。

　また、CANTの改善では左側の大臼歯、特に小臼歯、犬歯の圧下量が大きく、矯正治療後歯牙が歯肉に埋没するため、歯周形成外科を必要とすることが多い。本例でもそのような対応を行っている。以前なら、このような症例は上顎骨切り（Le Fort）で対応することが多かったが、アンカースクリューを用いた矯正治療のみでも治療することができる可能性が広がった。

CANT の是正が可能に

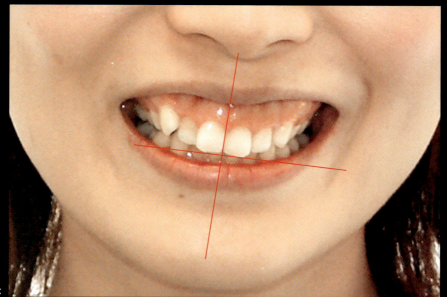

図 C

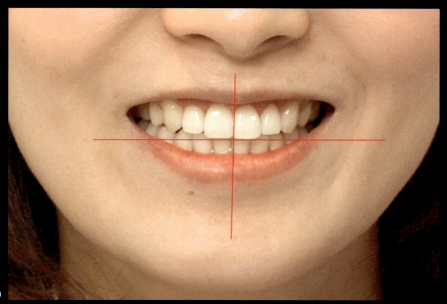

図 D

図 C, D
動的治療期間36ヵ月。そのうち圧下に使用されたと考えられる期間は9ヵ月。上顎大臼歯とともに上顎前歯も圧下し、咬合平面を上方へ移動した。Chapter5に詳しく述べる。

Chapter1
「圧下」に用いるアンカースクリューの基本知識

Chapter 1

1 アンカースクリューの安定する位置への埋入が「圧下」成功の第一歩

1-1　アンカースクリューの脱落率

☞ デンタルインプラントとは異なる見方が必要

　まずは埋入したアンカースクリューが脱落することなく、安定することが大切である。しかし、矯正治療目的で使用するアンカースクリューは、その安定性と同時に目的達成のための理想的な部位に埋入されなければならない。

　アンカースクリューはデンタルインプラントに比し、脱落しやすい特性を有している。それだけに脱落に対する理解と対応をあらかじめ患者に説明しておくことが重要である。

　アンカースクリューの脱落率の報告は多々あり[1]、成功率は、80〜90%に近いところに収束している。だが、実際には埋入部位や年齢によって成功率はさまざまであり、欠損補綴におけるデンタルインプラントとは統計の見方、特性が異なることに留意すべきである。

1-2　アンカースクリューの埋入部位選択の重要性

☞ アンカースクリューが安定しやすいかどうかの解剖学的な知識が必要不可欠

　アンカースクリューの埋入部位の選択には、スクリューが安定しやすいかどうかという解剖学的な要件とともに、矯正治療での歯牙の移動もしくは固定に有利な位置を考慮する必要がある。そのため、口腔外科医に埋入を依頼する矯正医はアンカースクリューの安定部位を理解したうえで、矯正に必要な部位への埋入をオーダーすることが大切である。理想は矯正治療を行う主治医自身がアンカースクリューの埋入を行うことである。

　一般的に大臼歯部は、小臼歯部より脱落率が高いという報告が多い。Kurodaの報告[1]でも20〜30%ほど成功率に差が生じる（表1-1）。しかし、その理由で小臼歯部への埋入が推奨されるわけではない。特に圧下症例では、メカニズムの都合でアンカースクリューの大臼歯部への埋入が有利なことも多い。この場合は、大臼歯部への埋入を第一選択とする。脱落等の問題が起こった際には、より安定性の高い部位に再埋入を検討することになる。

　上顎と下顎では、上顎の方が成功率が高いことも多くの文献で報告されている。理由はさまざまに推測されるが、高すぎる埋入トルクが問題になるようである。経験的に5Nから15Nくらいの埋入が成功率が高いようである。それ以上の埋入トルクは、アンカースクリュー破折の危険性とともに脱落率も上昇する。

上顎大臼歯部頬側、下顎大臼歯部頬側は生存率が高い位置ではないが、圧下にとって重要な位置で採用されることが多い。負荷の時期は「11ヵ月以降」より「即時」が優れていることを意味しない。11ヵ月待時の判断をしたということは骨質、固定が優れていなかったことを加味したことになる。

表1-1　1.3mm径のアンカースクリューの生存率

	評価項目	成功率（％）	スクリューの数
アンカースクリューの位置	上顎小臼歯部頬側	95.6	45
	上顎大臼歯部頬側	66.7	6
	上顎大臼歯部口蓋側	90.0	10
	下顎小臼歯部頬側	88.9	9
	下顎大臼歯部頬側	66.7	9
負荷の開始時期	即時	89.8	59
	1ヵ月以内	85.7	14
	11ヵ月以降	83.3	6
負荷の大きさ（g）	50	80.0	5
	100	89.1	55
	150	75.0	8
	200	100.0	11
アンカースクリューの長さ（mm）	6	69.2	13
	7	83.3	6
	8	93.3	45
	10	91.7	12
	12	100.0	3
矯正力の方向	リトラクション	95.0	60
	挺出	80.0	5
	圧下	64.3	14

(Kuroda S, et al. Clinical use of miniscrew implants as orthodontic anchorage: success rates and postoperative discomfort. Am J Orthod Dentofacial Orthop 2007；131(1)：9-15[1]. より引用)

Chapter1

2 初期固定から見た アンカースクリューの選択の仕方

「圧下」に用いるアンカースクリューの選択は、初期固定に優れているか、限局矯正（LOT）に使用しやすいかに応じて行う。

2-1　セルフドリリングか、セルフタッピングか

☞ セルフドリリングが主流

現在、さまざまなメーカーからアンカースクリューが販売されている（図1-2、表1-2）。その共通点としてチタニウム合金（TiAl6V4）か、純チタンの使用があげられる。表面性状はテンポラリーデンタルインプラントを流用しない限り、鏡面研磨を与えられていることが多い。

埋入法は、あらかじめツイストドリルでドリリングを行って、そこにアンカースクリューを埋入するセルフタッピング法と、アンカースクリュー自体で直接ドリリングを行いながら埋入していくセルフドリリング法がある。良好な初期固定を得る目的からセルフドリリング法が推奨され、主流となっている（図1-3）。

しかし、下顎骨体など皮質骨が硬すぎる部位への埋入は、皮質骨に亀裂が入るとされ、成功率が低く、アンカースクリューが破損することもある。そのため、小さい径のラウンドバーによる皮質骨の穿孔後、ドリリングを行って埋入する方法もある。

また、ラウンドバーによる皮質骨の穿孔テストは、骨の硬さ、皮質骨の厚みを把握する方法としても有効である。

2-2　直径の選択基準は？

☞ 一般的には直径1.6mm

Suarez D. は1.4mm の直径を推奨し、長さは骨質によるとしている[3]。

アンカースクリューに応力が集中するネック部分と皮質骨界面での応力の大きさは直径に大きく依存し、直径1mm のものは、2mm のそれに比べ6倍になるとMiyajima は報告しており、太い直径を選択する方が有利と考えられるが、1.5mmを下回ると成功率が下がるという報告もあり、一般的に直径は1.6mm を選択することが多い。

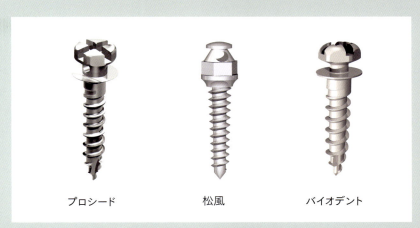

図1-2
さまざまなメーカーから発売されているアンカースクリュー。

プロシード　　松風　　バイオデント

表1-2　製品別アンカースクリュー一覧

メーカー	製品名	インテグレーション負荷期間	ドリル	直径(φ)	長さ(mm)	形状	表面性状	材質
プロシード	JA		セルフ	1.3/1.4/1.6/2.0	5.0~10.0	シリンダー		チタン合金
	JB		セルフ	1.3/1.4/1.6/2.0	5.0~10.0	シリンダー		チタン合金
	G1		セルフ	1.3/1.4/1.6/2.0	5.0~10.0	シリンダー		チタン合金
	G2		セルフ	1.3/1.4/1.6/2.0	5.0~10.0	シリンダー		チタン合金
	JD		セルフ	1.3/1.4/1.6/2.0	5.0~10.0	シリンダー		チタン合金
	JK		セルフ	1.3/1.4/1.6/2.0	5.0~10.0	シリンダー		チタン合金
	JO		セルフ	1.3/1.4/1.6/2.0	5.0~10.0	シリンダー		チタン合金
	MIM		セルフ	1.4/1.6	6.0/8.0	テーパー		
松風	absoanchor		セルフ	1.4/1.5/1.6	5/6/7/8/10/12	テーパー		チタン合金
安永コンピューター	OSAS	1~2ヵ月待機が望	セルフ	1.6	5/6/7/8/9	シリンダー		チタン合金
ジーシーオルソリー	ORTHOLY INDUCE MS-II		セルフ	1.6	6	テーパー	フッ酸処理	チタン合金
			セルフ	1.8	5.0/6.0/7.0	テーパー		チタン合金
フォレスト・ワン	ACR		セルフ	2.2/2.5	5.5/6.0/6.5/7.0	シリンダー		
	MPlant		セルフ	2.2	5.5/6.1/7.1/7.6	シリンダー		
	SMS		セルフ	4	5	テーパー		
バイオデント	ISA Advance	即時牽引可能	セルフ	1.6	6.0/8.0	テーパー		チタン合金
			セルフ	2	4.0/6.0/8.0	テーパー		チタン合金

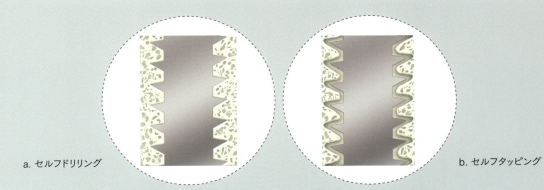

a. セルフドリリング　　　　　　　　　　　　　　　b. セルフタッピング

図1-3a、b
ドリリングを行ってからの埋入は骨内に多くの空隙を残すことになり、特に骨質が悪い部位では初期安定性には不利になる。

2-3　テーパータイプか、ストレートタイプか

☞ 初期固定の観点ではテーパータイプが有利

デンタルインプラントでは初期固定の観点からテーパーが有利と報告されている[4]。アンカースクリューではJang[5]が成功率をテーパーなしで88%、テーパーありで95%と報告している。

初期固定を得るという観点からは、テーパータイプが優れているといえる。しかし、実際のところ、初期固定の能力は2-5の項目で示すフィンの形状との兼ね合いできまる。

2-4　シングルヘッドか、デュアルヘッドか

☞ デュアルヘッドが有利

アンカースクリューにはデュアルヘッドのものと、シングルヘッドのものとがあるが、デュアルヘッドの方が初期固定を得やすいとされている[6]（図1-4）。

しかし、粘膜の厚みによって間隔を選択できるものでもなく、粘膜を押さえているだけであることが多いが、初期固定性は大きい。

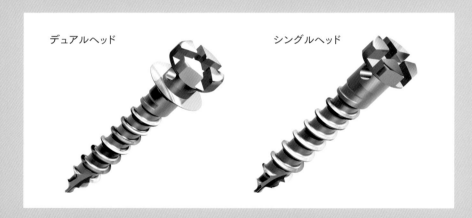

図1-4
デュアルヘッド（左）とシングルヘッド（右）のアンカースクリュー。デュアルヘッドの方が初期固定を得やすい。

☞ ヘッドにレクタンギュラーワイヤーを挿入できる形のものがベター

ヘッドには主にパワーチェーンや結紮用のリガチャーワイヤーをかける目的の形状が与えられている（図1-5）。まれにスクリューヘッドに長方形（レクタンギュラー）の矯正線が挿入できるデザインのものが存在する。

図1-6、7のように2本のスクリューを架橋固定することも可能で、SAS（Skeletal Anchorage System）と同じ仕組みになり、即時負荷も与えやすくなり、また矯正線を使用することで牽引の方向性などを変えることができ、LOTの歯牙の固定源としての使用方法が広がる。

図1-5
パワーチェーンをかけるだけなら②の形態で良いが、①の形態であれば角形のワイヤーを挿入することもできる。

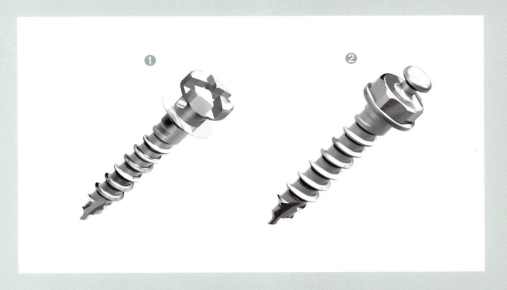

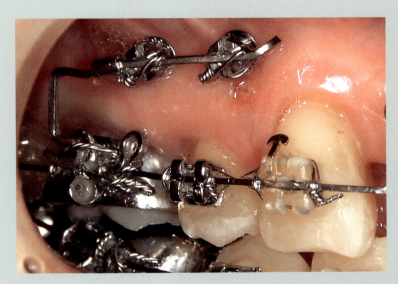

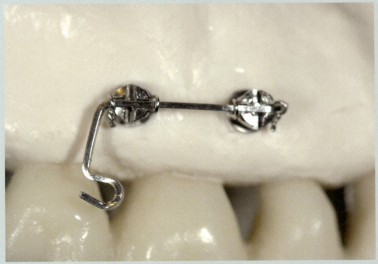

図1-6a、b
ヘッドに矯正用のレクタンギュラー（長方形）ワイヤーを装着できるタイプを連結して使用した例。架橋固定として使用できるメリットやSAS（Skeletal Anchorage System）と同様、埋入部位と離れた位置へ作用部分のフックを位置づけることができる。

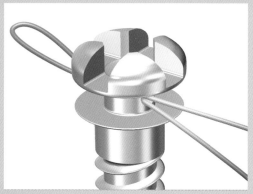

図1-7a
主線を挿入。

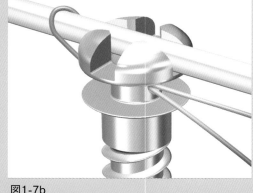

図1-7b
リガチャーをスクリューヘッドのホールに通過させる。

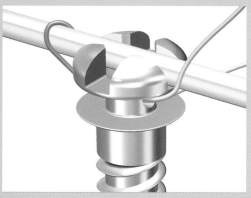

図1-7c
リガチャーを主線上で結紮する。

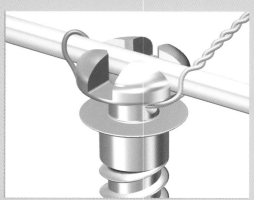

図1-7d
完成形。

2-5 フィンの形状は？

👉 フィンが長めでシャープな形状のものを

　数値で表すことはできないが、フィンが長めでシャープな形状であることが、初期固定を強固に得るうえで重要である。ネジ釘としての性能がアンカースクリューにおいては求められる（図1-8）。

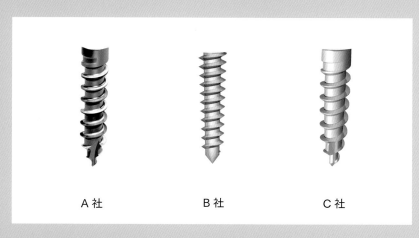

A社　　　　　B社　　　　　C社

図1-8

2-6 アンカースクリューの長さの決め方は？

骨質、部位によって考慮する

アンカースクリューの長さについてKurodaら[1]は、成功率は6mmで69.2%、7mmで83.3%、8mmで93.3%と報告している。しかし、筆者は長いほどよいのではなく、骨質、部位によって変えていくべきであると考えている（図1-9）。

筆者の場合、上顎では頬側8mm、口蓋側6mmを基本とする。口蓋正中は4mmで十分だが、解剖学的制約もなく、直径2.0mm等の太いサイズも使用できる。小児であれば正中縫合部は完成していないため、正中を少し避けた部位に埋入する。骨質があまりにも軟らかい場合は、骨面に対して直角に埋入し、口蓋側の皮質骨に到達する、いわゆるバイコーティカルに埋入することもある。が、その場合のサイズは10～15mmとなり、その長さは顎堤の解剖学的形態に依存する。模型やCT上でその長さの診断が必要である。

臼後結節では骨質が軟らかい反面、障害となる解剖学的制約が少なく、10mm以上のサイズが埋入できることも多い。

下顎では、頬側に6mmが一般的である。舌側への埋入は、オトガイ下動脈の走行などがあるため、解剖学的に危険であり、患者も違和感が大きいため、基本的に行わない。

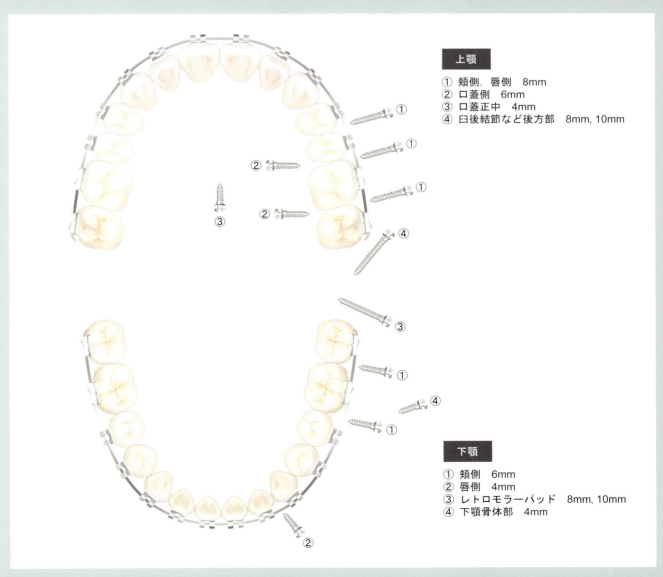

図1-9
アンカースクリューの長さの選択基準。

Chapter 1

3 「圧下」のためのアンカースクリューの埋入部位、角度の決め方

3-1 | 埋入に有利な部位は？

☞ 解剖学的には上顎では、第一小臼歯と第一大臼歯間

頬側：上顎では、第一小臼歯と第一大臼歯間が比較的スペースが多くとれる部位である（平均3.18mm）。しかし、圧下のためには、より後方部位への埋入が求められることが多い（図1-10）。

　第一大臼歯と第二大臼歯間は、スペースが限られることが多いが（平均2.11mm）、埋入は不可能ではないため、筆者の臨床ではここを第一選択とすることが多い。

　第二大臼歯の遠心は、遠心へ圧下するという意味で力学的に有効で解剖学的問題が少なく、長いアンカースクリューが埋入できるが、骨質が悪く、スクリューが安定しないことが多い。

口蓋：第一小臼歯と第一大臼歯間、第一大臼歯と第二大臼歯間、いずれもスペースは取りやすく埋入に困ることはない。より遠心に埋入することが効率が良いが、第二大臼歯遠心口蓋側は骨質も悪く患者の舌感も悪く、埋入しないことが多い。

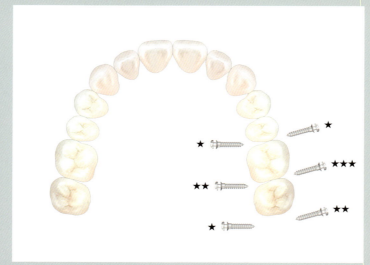

図1-10
圧下のための上顎におけるアンカースクリューの埋入に可能な部位（★は推奨度）。

3-2 | 埋入角度の基本は？

👉「圧下」の基本は直角での埋入

歯牙の圧下目的で埋入するため、直角で埋入するとパワーチェーンがかけやすい（図1-11）。歯槽突起の幅が十分ある場合には、歯根に平行に斜めに埋入することが可能で、歯根の損傷の可能性を減らし、皮質骨を選択的に利用できるため、固定を確保しやすい。

その際、埋入の起始点を作るためにラウンドバーでの皮質骨のマーキングをすることが望ましい。

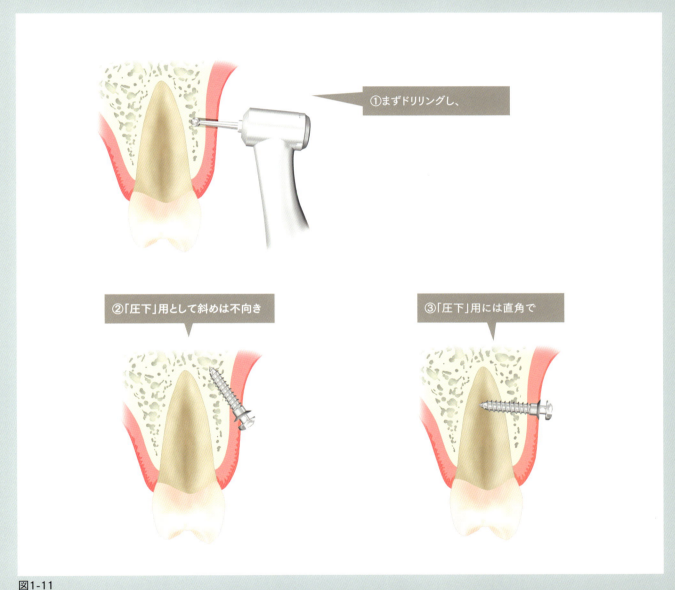

図1-11
①のようにまずドリリングし、埋入方向を決定する。②は近遠心的コントロールの固定源としては良いが、埋入角度は圧下用としては不向き。パワーチェーンをかける作業がしにくい。③が圧下用として適している。

3-3 使用目的による埋入角度、位置の違いは？

☞ 近遠心的コントロールには＝歯冠側・高位埋入

筆者がアンカースクリューを近遠心的固定源として使用する際には、図1-12に示すように極力歯冠側に埋入し、垂直成分を生じさせないことが多い。また、角度はできるだけ歯根と平行になるように歯槽骨に対して斜めに埋入することが多い。

この方法は歯根の近遠心的移動に対応しやすい他、歯根との間に骨が多く存在する場合には、皮質骨を利用して固定を得られるメリットもある。

☞ 垂直的コントロールには＝歯根側・低位埋入

しかしながら、左の方法を垂直的固定源として使用しようとすると、アンカースクリューが骨面に対して斜めに埋入されているため、パワーチェーンをヘッドにかけにくくなってしまう。よって、垂直的コントロールの場合には、根尖側に骨面に対し直角に埋入することが多い（図1-13）。圧下させる目的では、アンカースクリューは可及的に根尖部が有利ではあるが、角化歯肉内で根尖側の位置を狙う。

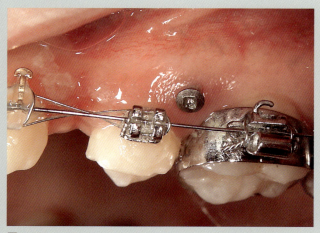

図1-12
アンカースクリューの歯冠側・高位埋入。近遠心的固定源として使用する際に、極力歯冠側に埋入して垂直成分を生じさせないことが多い。

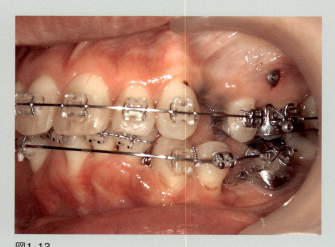

図1-13
アンカースクリューの歯根側・低位埋入。歯牙の圧下目的で埋入する場合には、直角に埋入するとパワーチェーンをかけやすい。

Chapter 1

4 アンカースクリューの埋入手順

Step 1　消毒

口腔内外をオキシドール等を用い、一般的消毒を行う。

Step 2　麻酔

表面麻酔を必要に応じて塗布し、5分ほどおく。その後の浸潤麻酔必要量は、カートリッジ1/3程度で、粘膜下に行えば十分である。この麻酔量であれば、偶発的にスクリューが歯根に接触してしまっても患者は違和感を訴えることができるが、麻酔が深すぎるとそれを感知できない可能性がある。

口蓋部に行う際には、麻酔液注入時に圧がかかるため、患者は多少麻酔の痛みを感じる。よって麻酔量は、極力少ない方が望ましい。

麻酔時に、注射針で口蓋粘膜の厚みを把握することが可能である（図1-14a）。口蓋正中は解剖学的制約はないが、口蓋側方部では大口蓋動脈と神経の損傷を回避するために、指であらかじめそれを触診しておく（図1-14b、c）。

動脈が走る部位は、粘膜の弾力の違いから把握することができる。また、上顎第一大臼歯と第二大臼歯間は、動脈損傷のリスクが高いため、さらなる注意が必要である。

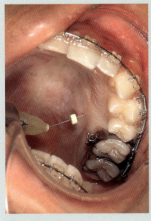

図1-14a
浸潤麻酔を行いながら粘膜の厚みを把握できる。

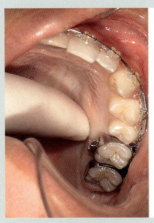 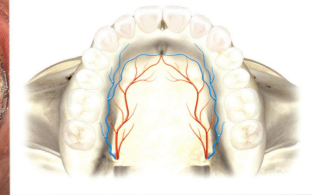

図1-14b、c
口蓋を触診することで、弾力の違いから大口蓋動脈の走行を把握することができる。この部位への埋入は避けなければならない。

Step 3 （オプション）切開・剝離

切開が必要となるか否かは、埋入を付着歯肉内に行うかどうかで決まってくる（図1-15）。付着歯肉を越えた頰粘膜部に切開を行わずにドリルを回転させると、粘膜を巻き込んでしまうことになる。

しかし、患者の快適さの確保の点から考えると、できるだけ付着歯肉内に粘膜剝離せずに埋入することが望ましい（図1-16、表1-3）。

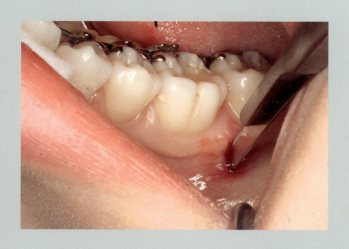

図1-15
麻酔後、切開はNo.15のメスを用いて5〜10mm程度、縦に根尖から骨にメスを当ててしっかり行う。その後、剝離子を用いて剝離し、骨面を露出させる。

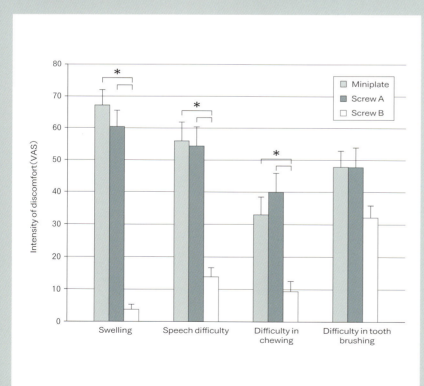

図1-16
プレートタイプや粘膜剝離挙上したスクリューAでは、患者は腫れ、しゃべりにくさ、咀嚼のしにくさ、ブラッシングのしにくさを訴えるが、粘膜を剝離しないスクリューBでは、ブラッシングのしにくさを訴える者は3割ほどあるものの、総じて不快さは少ない（Kuroda S, et al. Clinical use of miniscrew implants as orthodontic anchorage:success rates and postoperative discomfort. Am J Orthod Dentofacial Orthop 2007 Jan;131(1):9-15[1]. より引用）。

表1-3 矯正治療用固定源としてのアンカースクリューの臨床利用における成功率と術後の不快事項

文献レビュー	「Clinical use of miniscrew implants as orthodontic anchorage :success rates and postoperative discomfort」 Kuroda S, Sugawara Y, Deguchi T, Kyung HM, Takano-Yamamoto T. Am J Orthod Dentofacial Orthop 2007 Jan;131(1):9-15.
目的	矯正治療の固定源としてのアンカースクリューの臨床的有用性を評価する。その成功率と安定性に関与する要素を調べ、患者の術後の痛みと不快感を評価した。
方法	径の小さなアンカースクリュー(1.3mm)と、径の大きなアンカースクリュー(2.0/2.3mm)およびミニプレートを比較した。
結果	いずれのインプラントも成功率は80%以上で、明確な差はなかった。径の小さなアンカースクリューにおいて、成功率と以下の項目のいずれについても相関は認められなかった(年齢、性別、下顎下縁平面角、上下顎歯槽堤の位置関係、歯周炎のコントロール、顎関節症、負荷の開始時期、負荷の強さ、スクリューの長さ)。 ①圧下での使用は、リトラクションや挺出と比べ、明らかに成功率が低かった。 ②上顎大臼歯部頬側と下顎大臼歯部の成功率は、他部位よりも悪かったが、上顎においては下顎と比べ皮質骨が薄いため、十分な骨とスクリューの嵌合が得にくいためと考えられる。 ③さらに上顎臼歯は清掃が難しいため、感染するリスクが前歯部よりも高い。 ④上顎大臼歯部の圧下においては、頬側では歯槽骨部への埋入を推奨する。また、頬骨部への埋入も圧下に有効である。 ⑤下顎大臼歯部の成功率が悪い理由は、第一大臼歯と第二大臼歯の間は歯根間が狭く技術的に難易度が高いためである。 ⑥また、下顎大臼歯部は付着歯肉が少なく口腔前庭が狭いため、清掃性が悪くなりやすい。 ⑦1.3mm径のアンカースクリューは、ミニプレートや長く径の大きなアンカースクリューと同様に安定する。 ⑧短く、径の小さいアンカースクリューは、歯間部に埋入する際に根を傷つける可能性が低く、また、上顎洞へ穿孔するリスクも小さい。さらに、長く径が大きいアンカースクリューと比べ、外科的侵襲も小さい。それゆえ、臨床的使用において、ミニプレートや長く径の大きなアンカースクリューよりも有益である。 ⑨径の小さなチタン製のアンカースクリューは、最短の治癒期間で矯正のしっかりとした固定源として機能する。 ⑩負荷のタイミングは成功率と関係なく、即時負荷が可能である。 ⑪径の大きなアンカースクリューやミニプレートと比べ、径の小さなアンカースクリューでは術後の痛みは軽度であった。また、腫脹、しゃべりにくさ、咬みにくさといった不快症状もほとんど見られなかった。 ⑫さらに、フラップレスで埋入することにより、痛みや不快症状を軽減することができる。

Step 4　（オプション）ピットの形成

　No.1のラウンドバーを用いて皮質骨を穿孔させる（図1-17）。セルフドリリングタイプの場合には飛ばせるステップであるが、下顎では骨が硬いこともあり、筆者はこのステップを推奨したい。

　皮質骨を貫通する感覚（スコッと抜ける感覚）があるまでドリリングを行う。それにより皮質骨の厚み、硬さを触知することができ、アンカースクリューの長さの決定に利用することができる。

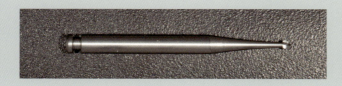

図1-17
No.1のラウンドバー。

Step 5　（オプション）ドリリング

　下顎骨体への埋入等、骨の硬い部位への埋入では図1-18のようなスパイラルドリルを使用したドリリングが推奨される（図1-19a～d）。アンカースクリュー埋入時にトルクが高すぎると、スクリュー破損の危険性がある他、成功率も低いと言われている。それを避けるために、ドリリングを所定の深さまで行うことが必要である。セルフタッピングのアンカースクリュー埋入時でも、予定の長さの半分程度まで行うことがある。500rpm程度の回転を使用し、生理食塩水による注水を行い、熱の発生を抑える。

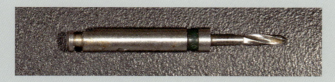

図1-18
ドリリング用バー（スパイラルドリル1.1mm）。

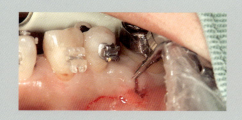
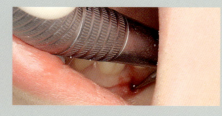

図1-19a、b
切開、剝離後、ラウンドバーによる皮質骨穿孔を行う。

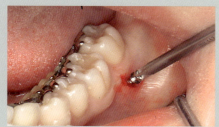

図1-19c
セルフタッピングを予定していても、埋入時にトルクが高すぎる場合には、変更してドリリングを先行させることもある。

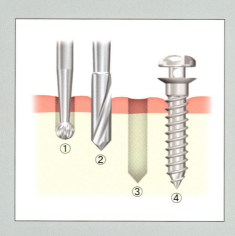

図1-19d
①ラウンドバーで皮質骨を貫通させる。その時皮質骨の厚みと骨質を判断することができる。②骨質に応じて使用予定のアンカースクリューの長さまでドリリングするか、③半分程度にするか判断する。④スクリューを埋入する。

Step 6 デンタルエックス線画像による術後確認

埋入後、通常デンタルエックス線で位置の確認を行う。アンカースクリューの理想的な位置は図1-20のCategory Ⅰであるが、常にそのようになるわけではない（図1-21〜26）。この段階でもっとも避けたいのは歯根の穿孔だが、歯根への近接によってもスクリュー安定性の成功率が異なってくる[7]。

また、デンタルエックス線は、その位置関係が撮影方向によって変わることも理解しなければならない。

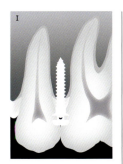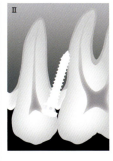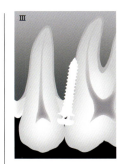

Jaw	Category Ⅰ Success rate(%)	n	Category Ⅱ Success rate(%)	n	Category Ⅲ Success rate(%)	n	P-value [‡]
Maxilla	96.3	82	91.4	35	74.4	39	.0009
Mandible	83.9	31	75.0	12	35.3	17	.0022
total	92.9	113	87.2	47	62.5	56	<.0001

＊: $P<0.05$、†: $P<0.01$（Fisher exact probability test）、‡: Chi-squart test

図1-20a
デンタルエックス線上で確認すべきスクリューの位置と歯根間の関係。理想的埋入位置に対し、先端が歯根に近接しているCategory Ⅱと、スクリューボディが歯根に近接しているCategory Ⅲでは、成功率に差が生じることがわかる（Kuroda S, Tanaka E. Application of Temporary Anchorage Devices for the Treatmet of Adult Class Ⅲ Malocclusions. Seminars in Orthodontics 2011;17(2):91-97[7]. より引用）。

実際のデンタルエックス線写真

Category Ⅰ　　Category Ⅱ　　Category Ⅲ

図1-20b
Category Ⅰであれば接触のリスクは低く脱落のリスクは低い。Ⅱ、Ⅲであれば、埋入時の感覚とデンタル偏心投影で接触の有無を確認することが勧められる。Category Ⅲのように歯根に"寄り添うように"スクリューが入っている場合は接触の可能性が高い。

【術後確認の実例から】

スクリュー埋入後デンタルエックス線で確認する、その後必要があってCTで撮影した。

☞ **症例①：上顎第一大臼歯、第二大臼歯頬側根間に埋入した症例（図1-21a〜c）**

　デンタルエックス線より、十分にスペースがあると判断したが、結果的にかなり近心に偏ってしまった。しかし、この症例は固定の獲得に成功し（→）、臨床的問題はなく機能した。

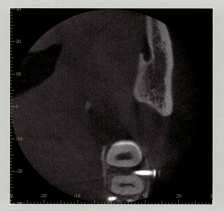 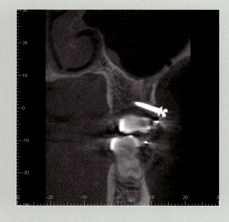 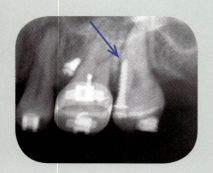

図1-21a〜c

☞ **症例②：狭窄した上顎第一大臼歯、第二大臼歯頬側根間に埋入した症例（図1-22a〜c）**

　非常にスペースの限られた位置に埋入している。術後早期に脱落した（→）。第一大臼歯の遠心頬側根に接触した可能性がある。同日に埋入したアンカースクリューだが、５６間の頬側、口蓋側は脱落することなく機能した（→）。

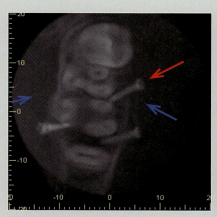 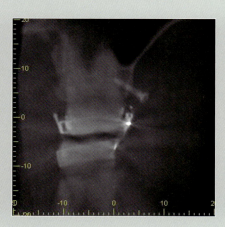 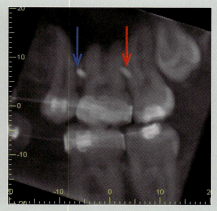

図1-22a〜c
同患者の狭窄した左上67間にスクリューを埋入した（→）。こちらは歯根の接触がなく、脱落することなく機能した。

☞ 症例③：狭窄した上顎第一大臼歯、第二大臼歯頬側根間に埋入した症例（図1-23a~c）

　症例②の患者の右側第一大臼歯、第二大臼歯頬側歯間にスクリューを埋入した。アンカースクリューと歯根の接触はなく、脱落することなく（→）機能した。

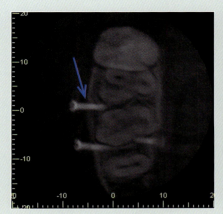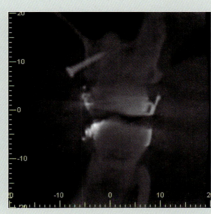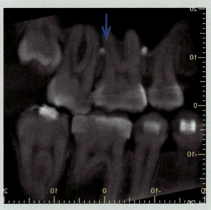

図1-23a~c
同患者の狭窄した右上67間にスクリューを埋入した。こちらは歯根の接触がなく、脱落することなく機能した。

☞ 症例④：上顎第一大臼歯、第二大臼歯口蓋根間に埋入した症例（図1-24a~c）

　67間でも口蓋側は一定してスペースがあることが多い。術後のデンタルエックス線では図1-24cのように角度がついて見えることも多いが問題はない。アンカースクリューが歯根に接触していないことが理想だが（→）、画像による判断よりも、むしろ埋入時の感触を頼りに判断している。

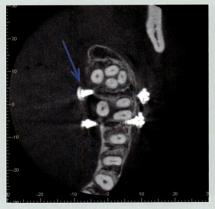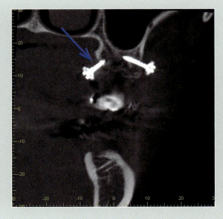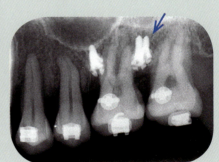

図1-24a~c

☞ 症例⑤：上顎第二小臼歯、第一大臼歯頰側根間に埋入した症例（図1-25a~c）

56間の頰側への埋入。同じ頰側でも67間とは異なり、56間は埋入スペースが多いため、比較的埋入しやすく、埋入後も安定する（→）。

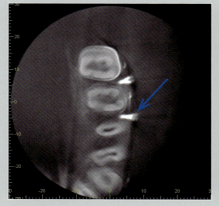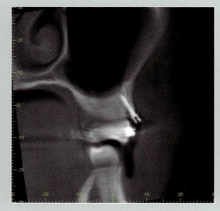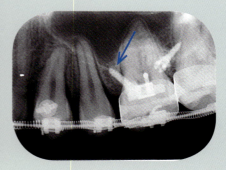

図1-25a~c

☞ 症例⑥：上顎第二小臼歯、第一大臼歯口蓋根間に埋入した症例（図1-26a~c）

56間の口蓋側への埋入。ここは埋入スペースが多くあり、損傷のリスクが少なく、スクリューも安定しやすい（→）。本症例はアンカースクリューが第一大臼歯に近接しているようにも見えたが、問題なく機能した。

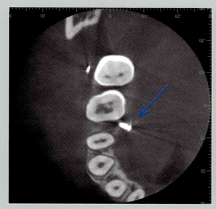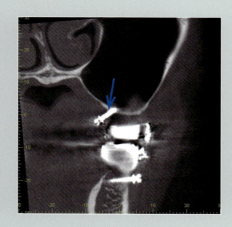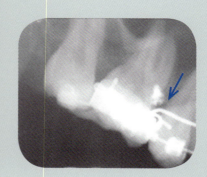

図1-26a~c

Step 7 CT画像による術後確認

☞ スライス圧を調整して、全体像をつかもう

　精細な画像を得ることのできるCTであれば、スクリュー埋入位置の確認に有効である。しかし、直径1〜2mmのアンカースクリューは、直径が3〜5mmもあるデンタルインプラントに比べ、画像を立体把握することが難しい。

　通常使用しているスライス圧0.5〜1mmの画像では、図1-27aの頬側面観の画像のようにアンカースクリューを単体として見きわめにくく、アンカースクリューの一部しか画像に写らず全体的にイメージがつかみにくい。そこで、スライス圧を変更して5〜8mm程度にするとアンカースクリュー全体が写しだされ、画質は粗くなるがデンタルエックス線のような画像が得られ、全体がイメージしやすい。両方のスライス圧を併用すると診断がしやすい（図1-27b）。

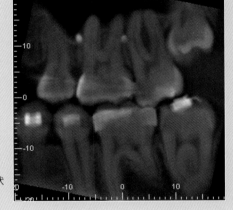

図1-27a
骨の状態を精査するにはスライス圧0.5mmに設定するとよいが、これではアンカースクリューの状態がわからない。

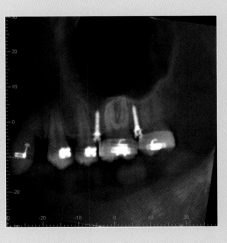

図1-27b
スライス圧8mm。画像はぼやけるがスライス圧を8mmに設定すると、アンカースクリューがどのような状態で埋入されたかイメージしやすい。

Key to success 1
埋入用ドライバーの選び方

👉 ハンドドライバーとエンジンドライバーそれぞれの利点、欠点を知ろう

埋入用のドライバーには、ハンドドライバー（図1-28）とエンジンドライバーの2種類がある。ハンドドライバー使用時の初期固定獲得の失敗は、ドリリング時のブレが原因で起こることがある。それを防ぐためにドライバーは把持部分と回転部分に分かれた構造のものを推奨したい（図1-29）。

また、ハンドドライバーは、口角部が患者によって大きく開くか、伸展するかなどの個人差によって使用できる部位に限りがあるため、ハンドドライバー使用可能かを術前に把握しておく必要がある。筆者の場合、口角の後方向の伸展度が大きい患者では、第一大臼歯頬側遠心部でもハンドドライバーを使用している。

ハンドドライバーはエンジンドライバー（図1-30）に比し、手指の感覚を生かせることが多く、皮質骨や海綿骨の硬さ、歯根の偶発的な接触時の感覚、対側の皮質骨（上顎洞や舌側の皮質骨）を知ることができる。

解剖学的に危険度が低い埋入部位ではエンジンドライバーを用いても問題はない。エンジンドライバーには軸ブレを起こさないメリットがある。そのため、エンジンドライバーを使用したコントラアングルでしか届かない口蓋部や、最後臼歯遠心部等はエンジンを使用することが多い。埋入部位によっては、延長のためのエクステンションパーツが必要となるため、ぜひ用意しておきたい。

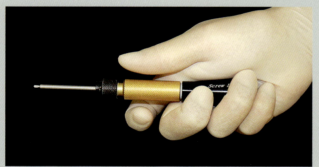

図1-28

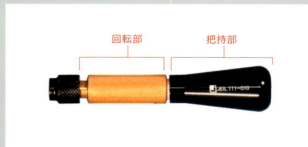
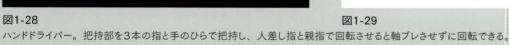

図1-29

ハンドドライバー。把持部を3本の指と手のひらで把持し、人差し指と親指で回転させると軸ブレせずに回転できる。

Key to success 2
安全確保のための器具、器材の選び方

①スクリュー

さまざまなメーカーによる形状の違いを把握して選択する（スクリュー選択の項で既述）。

②ハンドドライバー

筆者の場合ほとんどの症例でハンドドライバーを用いるが、埋入の際に軸ブレを起こし、初期固定を得にくいという欠点がある。そのためドライバーは回転部分と把持部分のツーピース構造に分かれたものを推奨する。図1-29のドライバーのような構造を有するものであれば黒い柄の部分を中指薬指小指手のひらで把持し、黄色い部分を親指と人差し指で回転させることができる。

③コントラアングルドライバー

デンタルインプラント用のコントラアングルを流用するか、図1-30のような充電式の専用のものを利用することも可能である。回転数と、ある程度のトルクインディケーターがついているものが必要である。

ハンド、コントラアングル両者の先端は図1-31のようにスクリューを囲ってしまうタイプと十字の先端がスクリューに咬み込むものと2種類ある。感触など好みで判断するが、囲い込むタイプはヘッドが大きくなるデメリットがあるが、把持は確実である。筆者は歯根間に埋入する頻度の高さから視野を確保することが優先と考え、十字のタイプを好む。

④パワーチェーン

各社メーカーの製品があるが、そのピッチの感覚と力の大きさを把握しておく方がよい（図1-32）。

⑤リンガルクリート

歯に装着する装置として使用する（図1-33）

⑥モスキートフォーセプス

パワーチェーンの装着に使用する（図1-34）。

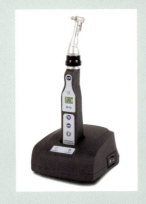

図1-30
専用のコントラアングルドライバー。デンタルインプラントのエンジンでも流用できる。回転数10～30回転/m、トルクコントロール5～20Nができればよい。

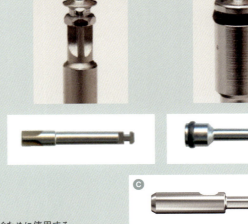

図1-31a、b
ヘッドの形状は、十字の先端タイプ（a）とヘッドを囲い込むタイプ（b）がある。
図1-31c
ドリルエクステンション。隣在歯にコントラアングルハンドピースが干渉することを防ぐために使用する。

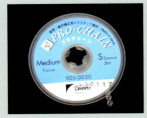

図1-32
パワーチェーン。

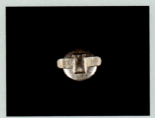

図1-33
リンガルクリート。

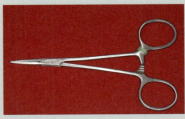

図1-34
モスキートフォーセプス。

Key to success 3
骨質に応じた対応を

👉 硬すぎても、柔らかすぎても、要注意！

Lekholmによると骨の硬さは、4種類に分類される（図1-35）[8]。Class Ⅳの骨質が軟らかい症例は、デンタルインプラント以上に機械研磨の表面をもつアンカースクリューには不利であるため、十分な待時期間を設けることが必要である。固定に失敗した場合は、皮質骨が厚く硬い代替の部位を探すしかない。

逆に硬すぎるClass Ⅰも予後が悪い傾向がある。高すぎる埋入トルクが皮質骨に亀裂を与えているともいわれているからである。しかしながら、事前にドリリングを行う等の対処をしていれば問題はない。デンタルエックス線やパノラマエックス線でも埋入手術前に予想はできるものの、精細な画像を得られる歯科用コーンビームCTを使用することで骨質を判断することができる（図1-36）。正確な骨密度を知るためには医科用のヘリカルCTが必要だが被曝量を考えると現実的ではないこと、歯根間等の狭い領域を診断するには画像が荒くスライス厚も厚すぎることが多いため、勧められない。

図1-35
LekholmとZarbによる骨密度の分類[8]。

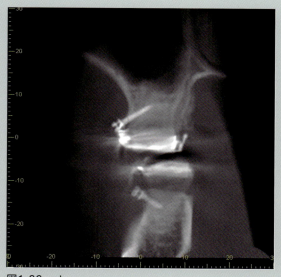
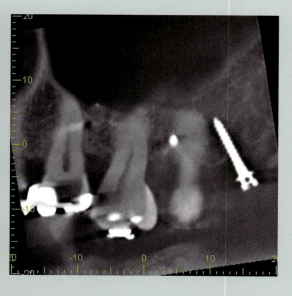

図1-36a、b
歯科用コーンビームCTでは骨質、密度を判断するハンスフィールド値は出にくいと言われているものの、予測はある程度できる。左図（1-36a）に示すような骨であれば皮質骨には一定の厚みと硬さがあるとみなすことができる。ラウンドバーで穿孔する際にスポンという抜ける感じがあると予測できる。しかし、右図（1-36b）の第二大臼歯遠心のような骨であれば、皮質骨の硬さもなく、海綿骨も軟らかいことが想像される。そのため、10〜13mmの長めのアンカースクリューが必要なことと、即時負荷を避け、3ヵ月ほど待時期間が必要であることが予測できる。

Key to success 4
術中、隣接歯を損傷していないかの確認を怠らない

👉 エックス線画像による確認の際は、撮影方向に注意

　硬い皮質骨や、根に接触すると、アンカースクリューは異常な動きをする。空回りしたり、急に硬くなったり、急に固定を失い、違う方向にぶれたりする。そのような感覚はハンドドライバーの方が得やすい。

　デンタルエックス線を撮ってみることも参考にはなるが(図1-37a)、撮影方向によって像も異なることに留意したい。画像で接触が認められなければ、間違いなく接触はなく、問題なしだが、そのような像が得られない時には、偏心投影して撮影方向を変えてみるのも一つの方法である。接触があると疑われても投影の角度を変えると、そうでもなかったりする。CT画像による診査は有用であり、歯根間の距離と皮質骨の厚みなどを知ることができる(図1-38)。

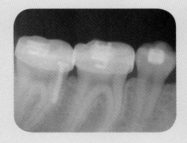
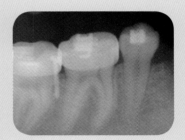

図1-37a、b
埋入中に硬い感触がある場合には、デンタルエックス線で確認する(1-37a)。スクリューの先端が歯根に接触している可能性があるからである。しかしデンタルエックス線を偏心投影し(1-37b)、先端が歯根から離れていれば、接触の可能性はほぼない。その後、さらに深く予定の深さまで埋入することができる。

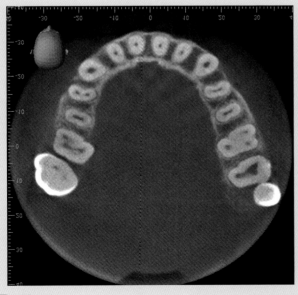
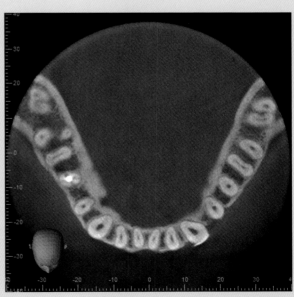

図1-38a、b
CT画像を使用することで、歯根間距離や皮質骨の厚みなどを知ることができる。

👉 偶発的な歯根接触が疑われた場合には再埋入を

埋入時の偶発的な歯根接触が疑われる場合には、少し回転を戻し、起始点の皮質骨の同じ部位を利用し、挿入の角度のみを変え再埋入を行う。その時に初期固定を得られない時には、一度撤去し、最初の起始点の埋入窩から2mm以上離した部位に埋入場所があれば再埋入する。

しかしながら、この際、歯根の損傷により、アンカースクリュー脱落の可能性が高まるため、予備としてまったく違う部位にもアンカースクリューを追加埋入しておき、万一の脱落への対応に備えておくとよい。

歯根膜をアンカースクリューがかすめることは、偶発症としてありうるが、その後、歯根膜は自然修復し、大きな問題を起こすことはない。しかし、歯根を直角に貫通する埋入を万が一行ってしまった場合は、抜歯につながる事故となりうる。セルフドリリングのスクリューの先端は非常に鋭く、穿孔能力がある（図1-39）が、手用ドライバーを用いれば根の貫通はない。経験を積めばそのような事故は埋入時の骨の硬さの触知からあり得ないが、十分に留意すべきである。万が一、損傷しても図1-40に示すようなメカニズムで治癒が起こると考えられる。

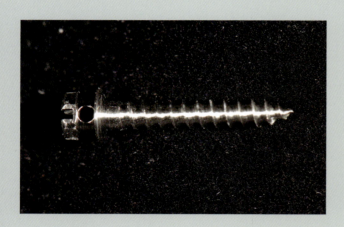

図1-39
セルフドリリングタイプ。穿孔能力が高い分、操作性は良いが、歯根を損傷させるリスクは幾分高い。しかし、そのような先端を持ったドリルでも、そう簡単には歯根を貫通はしないことを図1-41〜43の簡単なシミュレーションモデルで表す。

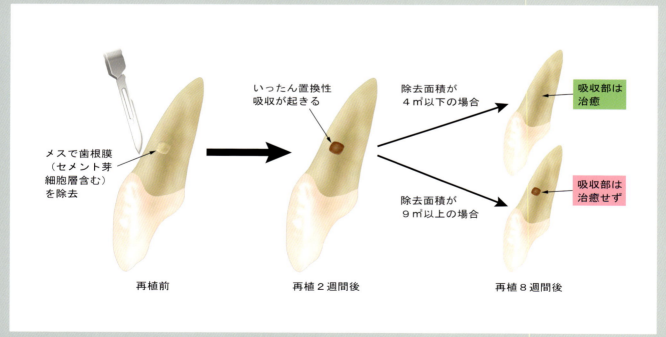

図1-40
再植実験では、2mm×2mmの小さな面積の歯根膜の損傷は治癒すると言われている。歯根膜のアンカースクリューによる損傷もこれと同様に考えれば治癒する可能性は高い（Andreasen JOの実験より要約）[9]。

偶発的な歯根接触！
シミュレーションをしてみると…

　図1-41は、アンカースクリューが歯根に接触した時のイメージを表したものである。実験的にレジンに天然歯を埋没したモデルにアンカースクリュー（プロシード製G2、6mm）を手用ドライバーで埋入し、接触の感触をシミュレーションした。

　図1-41aのように歯根間を狙ってアンカースクリューを挿入すると最後までスルスルと抵抗なく埋入でき、デュアルトップの部分がレジンにあたると硬くなり止まった。（図1-41b）

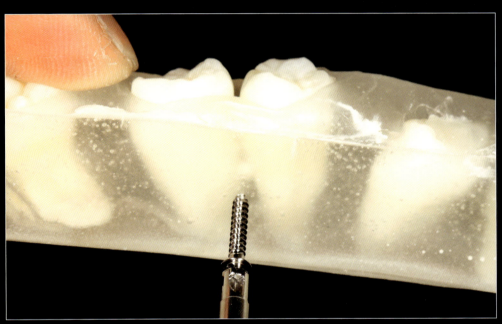

図1-41a

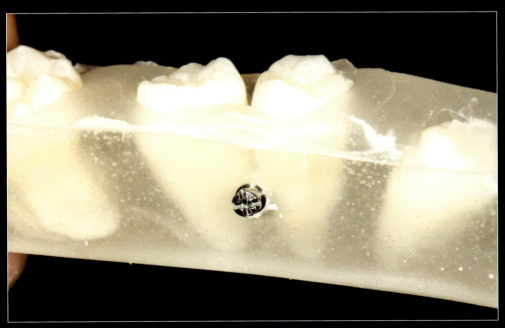

図1-41b

しかし、歯根側面をかすめるようにアンカースクリューを挿入すると歯根に接触した瞬間硬くなる感触を得た後に、アンカースクリューが自動的に軸ブレを起こし、意図した方向と違う方向に挿入された（図1-42a、b）。

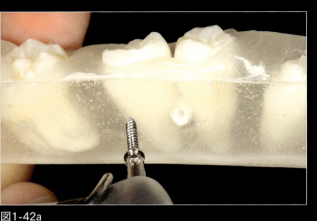

図1-42a

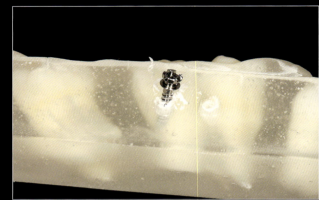

図1-42b

　通常考えにくい失敗の想定として、逃げようのない歯根の中央を狙ってアンカースクリューを挿入する（図1-43a）と歯根に接触した瞬間、明らかに硬さが異なる感触を得、それから無理に埋入しようとすると空回転を起こした（図1-43b）。
　これを高回転の切削ドリルでドリリングを行った場合には、上記のことが感知できずに容易に歯根を穿孔させるであろう。また、セルフドリリングでもエンジンを使用し、手指の感覚を生かせないようなハンドリングを行った場合には、そのような事故が起こらないとは言いきれない。
　何らかの理由で歯根側面をかするような接触が起こった時には、通常はそれを触知できるし、接触された歯根膜もそのような小さな範囲の浅い損傷なら問題なく治癒する。

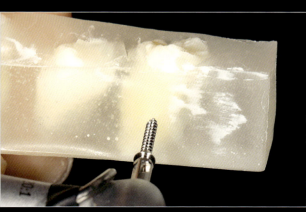

図1-43a

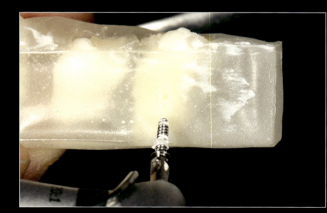

図1-43b

Key to success 5
貫通部粘膜の炎症への対策

👉 早期の対応で問題を大きくしない

　埋入部位はアンカースクリューが歯槽粘膜部内にあるため、頬の動きにあわせて食物残渣やプラークが粘膜貫通部に入り込み、不潔域になりやすい（図1-44、45）。歯ブラシによる清掃を勧めるが、管理が難しい。そこで、薬用成分のある洗口剤等の使用を患者に行ってもらうとよい。

　粘膜周囲に炎症を起こした時には、抗生物質含有の軟膏を局所に週2〜3回適用し、内服の抗生物質を3〜4日投与すれば収まることが多い。それがインプラント周囲炎になったり、スクリュー脱落の原因になる可能性はきわめて少ない。

　そのような症例では炎症を繰り返すためか、アンカースクリュー撤去後も瘢痕のようなしこりがしばらく残ることもあるが、時間とともに自然に消失すると考えられる。

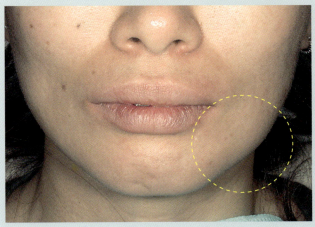
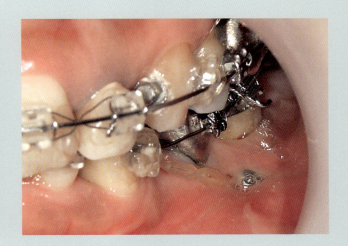

図1-44a、b
下顎骨体部の深い部位にアンカースクリューを埋入した症例。矯正治療中、プラークが粘膜下に圧入することが問題で、度重なる腫脹を起こすことが多い。含嗽などの予防処置が必要だが、粘膜炎症が起こった場合には、消炎処置を行わねばならない。

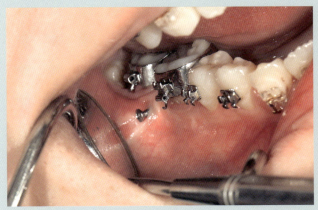
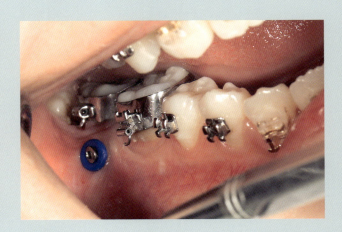

図1-45a、b
アンカースクリューにモジュールを覆いかぶせることで、可動歯肉に埋入されたアンカースクリューでもその周りの組織の動きを押さえることができ、炎症、疼痛の減少に役立つ。齦頬移行部を少し越えたくらいの部位であれば、有用な方法である。

Key to success 6
上顎洞の穿孔を避けるには

☞ 手指の感覚をたよりに慎重に

　固定源を得るために、上顎洞底の皮質骨周囲を利用することが多い。基本的に皮質骨は硬いため、手指の感覚をたよりに埋入していくと皮質骨を穿孔することなく、硬い骨に沿って進んでいけることが多い。

　穿孔しても、軽度であればかえって皮質骨の硬いところに埋入することができ、固定に役立つ（図1-46a、b）。穿孔自体が必ず上顎洞炎を引き起こすわけではなさそうである。

　穿孔したアンカースクリューが原因で万が一上顎洞炎を起こしたとしても、撤去して原因を除去すれば炎症は消失すると考えられる。埋入されたアンカースクリューが鮮明に映し出される解像度のある歯科用コーンビームCTによる術後の確認ができればなお安心である。

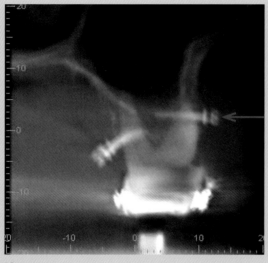

図1-46a
CTで上顎洞底部をスクリューがかすめていることが確認できたが、その後の経過観察でも上顎洞に臨床的問題は発生しなかった（→）。

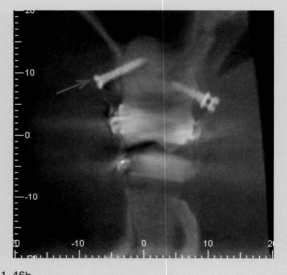

図1-46b
上顎洞底を穿孔しているようにも見えるが、臨床上問題はまったくなかった（→）。

Key to success 7
神経の損傷、および血管の損傷を避けるには

☞ 術前の口蓋の触診を忘れずに

アンカースクリューの埋入予定部位で考えられるのは、上顎では大口蓋動静脈と大口蓋神経の損傷である。口蓋側で上顎第一大臼歯と第二大臼歯間の根尖部は、損傷のリスクが高い。

しかし、術前に口蓋を手指で触診しておけば、粘膜の弾力が他とは異なる動静脈が走行する部位を把握しておくことができる。また、その弾力を手がかりに手用ドライバーでセルフドリリング・低い回転で埋入すれば、血管等を避けることができると思われる。万が一、その部位への穿孔による大量出血が起こった時には、強い力で長時間圧迫、止血することを推奨する。

頬骨稜に埋入する際、後上歯槽動静脈、神経が眼窩下から出ており、アンカースクリュー埋入による損傷は考えにくいが十分に留意する。

下顎であれば、第二小臼歯と第一大臼歯根尖部の下歯槽神経の開口部があるが、そこまで根尖方向に埋入することは少ないため、そのリスクはほとんどないが、十分に留意する。

大臼歯部に頬側からスクリューを埋入しても、骨体内を走行する下歯槽動脈、神経は舌側歯根端辺りを走行している（図1-47、48）ため、損傷のリスクは低い。下顎臼歯部では皮質骨が2〜3mmあるため、6mm程度のアンカースクリューを使用すれば損傷の危険性は少ない。しかし、欠損部や臼後部に10mm以上の長いアンカースクリューを埋入する時には留意する。

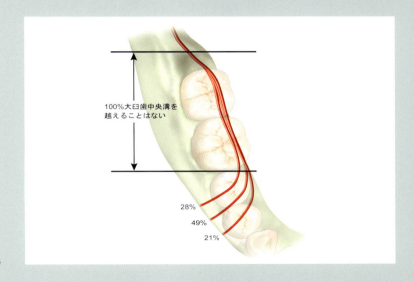

図1-47
下歯槽神経の走行図。多くの割合で舌側を走行している。

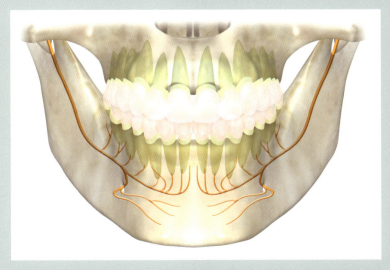

図1-48
基本的に神経の走行がある部位にアンカースクリューを埋入することはない。

Chapter 1

5 偶発症とその対応

5-1 痛み、腫れ

　アンカースクリュー埋入後、患者は1週間ほど、腫れ、しゃべりにくさ、咀嚼のしにくさ、ブラッシングのしにくさを感じるが、埋入が角化歯肉内に限定されているかぎり、1日で不快症状は減弱する。

　パワーチェーン交換のための来院後、2～3日は痛みが生じることがあるが、通常は1週間ほどで消失する。

　アンカースクリューによる頬粘膜の痛みは、角化歯肉では起こりにくいが、可動粘膜から貫通している場合は時折、腫脹を繰り返す。対策は前述したが、腫脹が起こった時には局所を薬液で洗浄し、抗生物質含有の軟膏を塗布する。場合によっては抗生物質を3日ほど投与する。

5-2 歯髄の断髄、失活

通常の矯正治療でも起こりうる偶発症だが、術前に患者へ起こりうる可能性を説明する必要がある。

5-3 歯根の短小化

　これも矯正治療には起こりうる偶発症だが、当該歯を失うほどの劇的な短小化は考えにくい。短小化することにより力学的に不利になることはあっても、機能的に問題が起こることは考えにくい。また、この「圧下」の代替処置は抜髄や歯周外科を伴う補綴となってしまうため、術前にあらかじめ、その有用性の理解を患者から得ることが重要である。

5-4 歯肉炎

圧下処置によって歯冠長が短くなって清掃性が悪くなり、歯肉炎を起こすことがある。徹底したブラケット、装置の下部分のブラッシングが必要である。症例によっては術後歯周形成外科が必要となる可能性も患者に事前に伝えておく必要がある。

5-5 他の部位の叢生の発現

圧下により近心方向に力がかかると近心歯列に叢生が発現してしまうことがある。近心方向への力学的成分を排除するか、場合によっては補綴治療予定で、歯根間距離が十分にある場合はストリッピングを行い、近心への力がかからないようにする。生じてしまった叢生の程度が小さければ、スペースさえ作れば、すぐに元の咬合状態に戻る。毎回、局所だけでなく全体的な咬合が変わっていないかチェックすることが重要である。

5-6 後戻り

ハイアングル症例の改善など大臼歯の挺出傾向が骨格に起因すると考えられる症例では、3割ほどの後戻りが予想される。それに対する対応は治療期間（保定を兼ねて）の延長とオーバーコレクションしかない。しかし、LOTとしての圧下では歯牙挺出に比べ、保定期間を特に設けなくても対合歯と咬合させることができ、それを保定がわりとすることができるため、後戻りの不安は少ない。

5-7 まとめ

以上、新しい試みである圧下治療について、患者の違和感、治療期間の長さ、偶発症などさまざまな問題が考えられるが、この圧下処置の代替処置は抜髄や歯周外科を伴う補綴、場合によっては抜歯後、インプラントとなることがあり、その経済性、有用性の理解を患者から得ることが重要である。

Chapter 2
牽引の仕方

Chapter 2

1 パワーチェーンのかけ方とタイミング

1-1 パワーチェーンの選び方

👉 基本的にどのメーカーでも OK

パワーチェーン（図2-1）は、どのメーカーのものを使用してもよいが、アンカースクリュー埋入直後にかけることのできる力の大きさは、150〜200gである。埋入時に10Ncm程度の良好な埋入トルクを得られており、3ヵ月以上経過して安定があれば、パワーチェーンを二重にかけたり、強くかけるなど500g程度の負荷をかけることが可能である（図2-3）。

1-2 パワーチェーンのかけ方

👉 アンカースクリューに負担をかけない方法で

パワーチェーンのかけ方には2種類あるが（次ページ）、アンカースクリューに必要以上に負荷をかけないため、モスキートなどで把持したパワーチェーンを、歯に装着したリンガルクリート（図2-2）やワイヤーにかけてからスクリューヘッドに装着することを勧める（図2-4）。

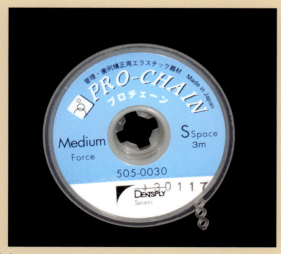

図2-1
パワーチェーン。

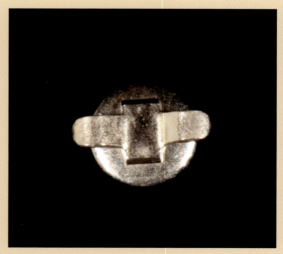

図2-2
リンガルクリート。

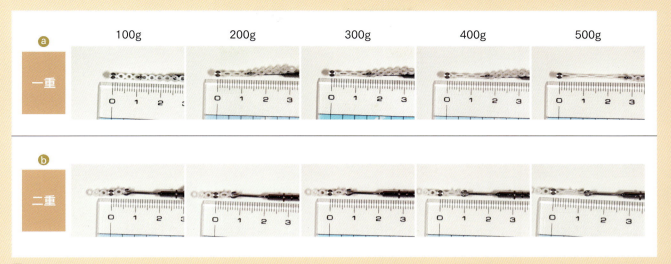

図2-3a、b
パワーチェーンの歪み方と引っ張り強さ。筆者使用のパワーチェーンでは、左から100g 200g 300g 400g 500gの負荷をかけた時のたわみ方（a）と二重でかけた時のたわみ方（b）。

👉 方法1：歯にパワーチェーンをかけてからアンカースクリューにかける

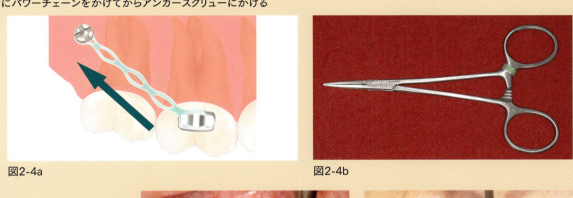

図2-4a　　　　　　　　　　　　　　　　図2-4b

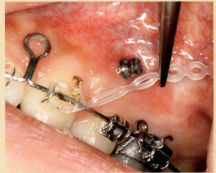
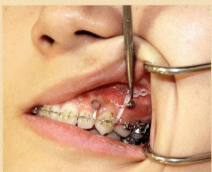

図2-4c、d
まず歯にパワーチェーンをかけて引っ張り、スクリューヘッドに固定することでスクリューの負担を小さくできる。

👉 方法2：アンカースクリューにパワーチェーンをかけてから歯にかける

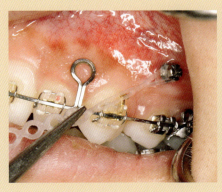
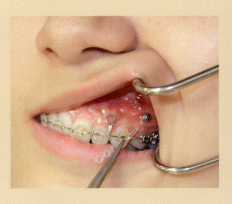

図2-4e、f
この方法はアンカースクリューに負担がかかるため、固定が安定している時に行いたい。

1-3　パワーチェーンをかける時期

☞アンカースクリューに負荷をかけるタイミングを知る

　牽引時期(負荷開始時期)はどのタイミングが最善なのかに関するエビデンスは存在しない。よって経験則で判断している場合が多い。筆者は、アンカースクリュー埋入即時負荷を行う時が一番安定している(脱落しにくい)と感じている。逆に言えば不安定さを感じた時には待時埋入を行い、安定するのを待つことになるが、改善傾向はあってもやはり良好な結果を得られない場合も多い。筆者は表2-1に示すタイミングを選んで、待時時間を設定している。

表2-1　アンカースクリューに負荷をかけるタイミングと留意事項

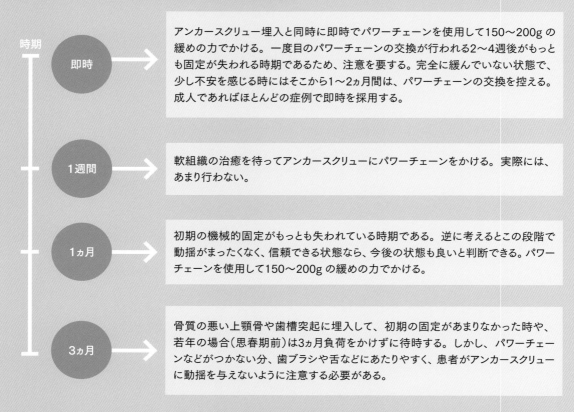

時期	留意事項
即時	アンカースクリュー埋入と同時に即時でパワーチェーンを使用して150〜200gの緩めの力でかける。一度目のパワーチェーンの交換が行われる2〜4週後がもっとも固定が失われる時期であるため、注意を要する。完全に緩んでいない状態で、少し不安を感じる時にはそこから1〜2ヵ月間は、パワーチェーンの交換を控える。成人であればほとんどの症例で即時を採用する。
1週間	軟組織の治癒を待ってアンカースクリューにパワーチェーンをかける。実際には、あまり行わない。
1ヵ月	初期の機械的固定がもっとも失われている時期である。逆に考えるとこの段階で動揺がまったくなく、信頼できる状態なら、今後の状態も良いと判断できる。パワーチェーンを使用して150〜200gの緩めの力でかける。
3ヵ月	骨質の悪い上顎骨や歯槽突起に埋入して、初期の固定があまりなかった時や、若年の場合(思春期前)は3ヵ月負荷をかけずに待時する。しかし、パワーチェーンなどがつかない分、歯ブラシや舌などにあたりやすく、患者がアンカースクリューに動揺を与えないように注意する必要がある。

1-4　パワーチェーンの交換時期

☞ 2週間〜1ヵ月が目安

　パワーチェーンのアクティブに矯正力がかかる期間はおよそ2週間である。パワーチェーンの交換は、1週間、もしくは2週間で、頻繁に交換しても問題はないと考えられる。筆者は、もっとも固定が失われる埋入後の2〜4週間は、2週間に1度のパワーチェーン交換を、アンカースクリューの固定が得られてからは、1週間に1度のパワーチェーン交換を行っている。特に、上顎洞に圧下させる時には、若年者であれば圧下が一気に進む傾向があるため、最低でも2週間に1度程度のチェックが望ましい。

Key to success 1
圧下の際、近心方向に力がかかると、叢生を招くので注意

　圧下力を2つのベクトルに分けると、①圧下するための垂直成分、②アンカースクリューと歯牙に装着されたリンガルクリートなどの装置との水平的な位置関係より水平成分が生まれる。その近心方向への力が問題となる。

　圧下力をかける際、力の水平成分（近遠心的成分）が遠心方向に向けば（図2-5a）コンタクトが開く方向に力がかかり、近心の歯列に悪影響を及ぼすという副作用を避けることができる。上顎では開いたコンタクトを閉じることは比較的容易である。逆に力の水平成分が近心方向に向くと、近心の歯列に叢生を生じ、複雑な問題を起こす（図2-5b）。また、圧下部位に近遠心的なスペースが不足する場合には、圧下予定の歯にストリッピングを行い、近遠心にコンタクトさせない方がよい（図2-5c）。

　隣接面にふれると叢生を発現させるので注意が必要である。

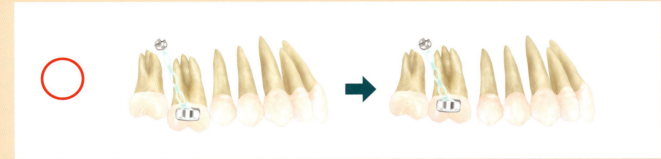

図2-5a
遠心方向に牽引するイメージ。

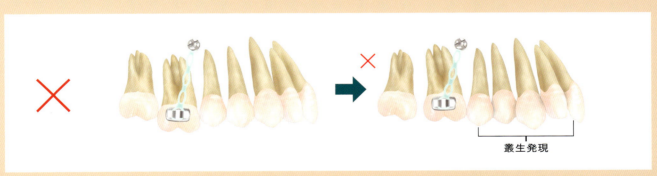

図2-5b
近心方向に牽引するイメージ。近心方向に牽引すると前方歯に叢生が発現してしまう。

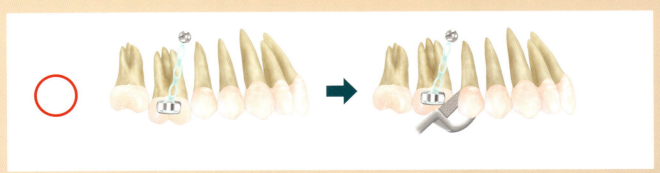

図2-5c
圧下部位に近遠心的なスペースがない症例。近心方向に力がかからないよう、ストリッピングによってスペースを確保しながら圧下する等の配慮が必要である。

Key to success 2
アンカースクリューの動揺が起こった時には

👉 アンカースクリュー撤去の判断の目安

　パワーチェーンの交換時にスクリューに動揺が認められた時には、そこから固定の回復は見込めないため、アンカースクリューを撤去する。

　パワーチェーンに引っ張られ、アンカースクリューが移動している場合は（図2-6）、即撤去となる。固定を失ったアンカースクリューを長く放置することは、骨内に起こる欠損部が広がり、また、炎症により骨質が悪くなり、再埋入の部位をなくしてしまうため勧められない。

　そのような症例では骨が軟らかいため、他部位への再埋入でも埋入後、3ヵ月待時してから負荷をかけるようにする。その際のパワーチェーンは、150g程度の緩めの力で使用する。

👉 再埋入の時期と部位

　一度固定に失敗した部位での骨の完全回復には、半年以上、かなりの時間を要する。たとえば6-7間で脱落し、代わりに5-6間に埋入する時は即日でもかまわない。しかし、再埋入部位があまりにも近接していると、元の埋入窩にスクリューが引きずられるため、近接部位の再埋入は、2～3ヵ月後に撤去部位から少なくとも2mm以上離して埋入する。その部位の多くは、より根尖側を探すことが多い。

　その際には再脱落も予想して、他の部位への埋入を予備追加して負荷を分散できるようにする。重要なスクリューには不必要な負荷をかけないよう、慎重に待時する。

　同部位に再埋入するのであれば6ヵ月以上の骨の治癒を待つが、再生が不十分なことが多い。

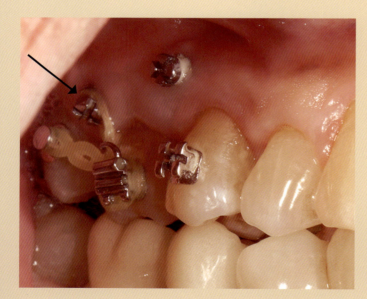

図2-6
第一大臼歯遠心のスクリューは固定を失い、パワーチェーンの牽引力により移動してしまっている（→）。場合によってはこのまま、抜けるまで使用することもまれにあるが、この部位の牽引が重要なら早めに撤去して、6ヵ月以上骨の治癒を待つ。その間は他の部位からの牽引のみ行う。

Chapter 3
始める前におさえておきたい「圧下」に関する基本事項

Chapter3

1 アンカースクリューを用いた「圧下」に必要な基本知識

1-1 圧下に必要な矯正力は？

☞ 100gより始め、200〜500gで

　歯の移動は継続的な圧力によって歯の周囲骨が改造されることによって起こる。圧下移動についても同様で、骨の反応は歯根膜を通して行われる。その圧迫側の歯根膜面積が大きい場合は難しいが、たとえば単根歯において歯軸に対し垂直に力がかかるとすれば、力は面積の小さい、すなわち根尖の狭い範囲の歯根膜にのみかかり、きわめて弱い力で圧下する。

　経験的にも上顎前歯、下顎前歯はアーチワイヤーで圧下するため、大きな力は必要とされない。

　しかし、大臼歯の圧下は従来、通常の矯正治療では不可能とされており、分岐部があるため歯根膜面積も大きいことも多い。よって圧下には、弱い力を適用するという基本原則はあるものの、移動の効果がでなければ負荷を大きくしていくことが必要と考えられる。具体的には100gより始め、通常200gを使用し、500gまで上げることがある。

1-2 圧下に必要な矯正力の種類と作用期間は？

☞ 持続的な力で十分

　矯正力の種類と作用期間は次のように分類される。
①持続的な力：
　ワイヤーなどが歯牙に対してかける、次回の来院時までほとんど低下することがない力。
②断続的な力：
　拡大ネジにより、調整後には力がかかるが、次回来院時には矯正力がなくなっている力。
③間歇的な力：
　顎間ゴムやヘッドギアまたは、態癖などによって加えられる力。咀嚼や嚥下、短時間の嚙みしめなど、通常の生活で行われる運動によって加えられるものも含まれる。だが、歯牙移動の作用閾値は6時間程度と考えられており、それ以下の時間では歯牙の移動はなく、それ以上の装置装着時間、または習癖の継続が歯の移動を起こすと考えられる。

　圧下に必要な力は、理想的には持続的な力だが、パワーチェーンなどによっても効果がある。

　通常、矯正治療は4週に1度の調整が慣習的に行われているが、歯の移動は最初の1週程度で起こり、それ以降は歯根膜の再生と修復にあてられると考えられている。過度の調整により頻繁に矯正力をかけ続けると穿下性骨吸収を起こすと考えられ、通常好ましくない。

　しかし、パワーチェーンならその効力をすぐに失うため、持続的な力を得ることを目的とし、2週に1度の交換くらいでは問題ないと思われる。

1-3 圧下による周囲組織への影響は？

👉 不快症状の出現

圧下により歯髄が一過性の炎症を起こし、知覚過敏等、不快症状が出ることはありうる。しかし、感染のない可逆性の歯髄炎であるため症状は数日で治まるが、そのような時には慎重に矯正力を小さくして経過観察をすることもある。

👉 失活

まれではあるが、断髄により失活が起こる可能性はないわけではない。

👉 歯根吸収

頻度が高く、問題となるのは歯根吸収(external apical root resorption：EARR)である。矯正力によって歯槽骨の吸収と添加が繰り返されるが、歯根表面のセメント質も破壊と修復が行われている。しかし、現在、重篤な歯根吸収の原因は解明されていない。

一般的に強すぎる矯正力によって歯根吸収が起こったと説明されがちであるが、力の総量、動的治療期間、切歯における歯根の舌側への力、等が疑われており[10]、圧下の力も歯根吸収の一因になると考えられる[11]。理論上、適正な矯正力でもそのようなことは起こりうる。実際、矯正治療を行ったことのある人のほとんどの歯根には、吸収したと考えられる形跡がみられるという。

大臼歯部は前歯に比べて、歯根吸収は起こりにくい部位ではあるが、圧下という根尖部に力が集中する作用では、歯根吸収は起こりうると考えられる(図3-1)。しかし、上顎中切歯部に見られるような重篤な吸収は起こりにくく、デンタルエックス線の診査で、やや根尖の形が変わったかどうか程度の吸収像が多く、機能的に問題を起こすとは考えられない。

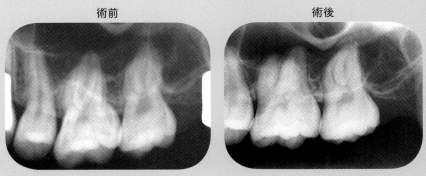

術前　　　　　　　術後

図3-1
圧下前と圧下後の歯根の状態。根吸収による歯根の短小化が認められる。

👉 歯槽骨の影響

圧下によって歯牙は歯肉に埋没していくと同時に、歯槽骨ごと圧下されると考えられる。歯牙の埋没と歯槽骨頂の短小化は同時に起こる。その割合はバイオタイプにもよるが、50：50か60：40で歯槽骨ごと移動する。つまり、40％は歯肉に埋入されていくと考えるのが一般的だが、大臼歯圧下の場合、急激に上顎洞に埋没してしまうこともある。その場合はスピードを緩めて、ブラッシングにより歯肉の腫脹をコントロールしておく必要がある。さもなければ歯冠に装着された矯正装置が歯肉に入ってしまい治療ができなくなる（図3-2）。

最終的に小臼歯より近心の歯牙の場合には、歯周形成外科によって歯槽骨の高さと厚みを形成することができる。大臼歯部においては、上顎洞が入りこんでいなければ形成外科が可能である。

しかし、一般的に大臼歯部の圧下量は多くても3mm程度であろう。この圧下量なら大臼歯部において形成外科処置を適用する必要は少ないと考えられる。

前歯の開咬の改善に臼歯部を圧下することは有効な手段であるが、前歯を1.5mm閉鎖するために必要な大臼歯部の圧下量はわずか1mmといわれている（図3-3）。

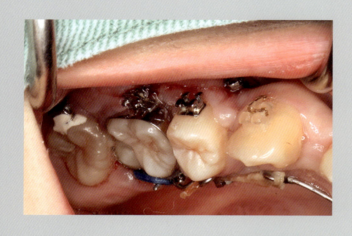

図3-2
上顎洞への急激な圧下が起こり、歯冠が歯肉に埋没してしまっている。ブラッシングができないどころか、装置にパワーチェーンがかけられない。

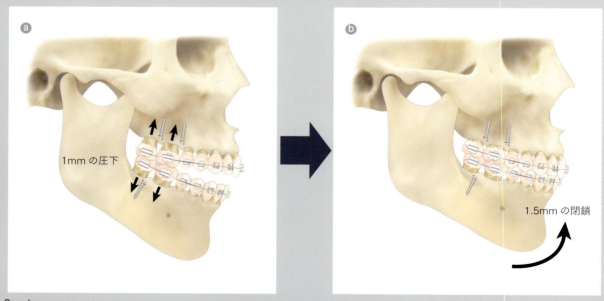

図3-3a、b
たとえば図aのような開咬の場合、臼歯を1mm圧下させると、前歯は図bのように自ずと1.5mm閉鎖する。すなわち、圧下によって閉じてくる（シザーエフェクト）。

👉 上顎洞への影響

　図3-4では大臼歯部が上顎洞内に圧下されているが、歯根周囲のごく薄い歯槽骨が取り囲むのみで、上顎洞底が挙上されているわけではない。だからといって、支持骨量が少ないため強度不足となり、これにより歯牙の安定性が失われ、動揺が起こると考える必要はなさそうである。しかしながら、術前に歯冠 − 歯根比の問題で動揺のあったものが、圧下によって改善するとは考えにくく、術後にも動揺は残ると考えられる。

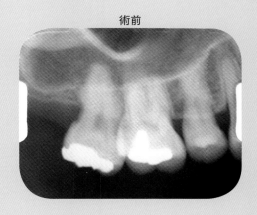

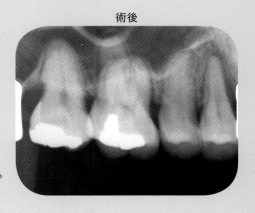

図3-4
術後、歯根が上顎洞内に圧下されているのがわかる。歯根周囲は薄い歯槽骨で囲まれていることが確認されるが、上顎洞底が挙上されるわけではない。

1-4 圧下の限界は？

☞ 皮質骨を越えての移動は困難

　矯正力による歯牙の移動に限界はないと考えられる。しかし、一般的に皮質骨が移動限界になりやすく、そこを越えての移動は困難なことが多い。

　下顎においては、下方に皮質骨があることは少なく、海綿骨に向かっての圧下であるため、限界はないと考えられる。挺出の頻度が高く、問題になるのは上顎大臼歯部である。

　理想的には上顎大臼歯の根尖側に十分な高さと幅の海綿骨が存在することが望まれるが、通常、挺出歯は上顎洞下底とともに下方へ位置移動するため、ほとんどの症例では、上顎洞の中に歯根を圧下していくことになる。

　圧下後の歯科用コーンビームCTによる診査で確認すると、歯根が上顎洞下壁に接している場合は、容易に上顎洞内に圧下していく（図3-5b）。

　図3-6aに示すように口蓋根については、術後CTでは上顎洞内に圧下しているが、図3-6bの圧下開始後のCTでは頰側根は、あまり変化がないようにも見える。頰側根のさらなる圧下にはより時間を要すると考えられる。

　可能であれば、術前に歯科用コーンビームCTを撮影し、歯根がどの位置にあるかを診査することが望ましい。これはパノラマエックス線などで観察することは難しい。その後1年程かけて強い力で圧下をつづけることで目的は達成された。頰側根は骨内から一部露出している。臨床上は問題はない（図3-6c）。

　また、図3-5aのように頰側根、口蓋根ともに上顎洞内に圧下が起こった時、上顎洞内で歯根周囲のみの骨で強度的に不安とも考えられるが、上顎洞底挙上術などの処置は必要ないと考えられ、強度に関して臨床上問題ないようである（図3-5a）。

👉 上顎洞に頬側根、口蓋根があれば圧下は容易に起こる

例1　　　　　　　　　　　例2

図3-5a、b
歯根が上顎洞下壁に接している場合は上顎洞内に口蓋根、頬側根が容易に圧下する。

👉 上顎洞に頬側根が位置づけられていなければ、圧下に時間がかかる（頬側根が皮質骨に接する場合）

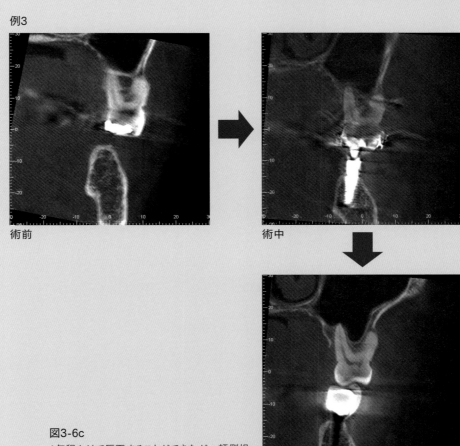

例3

術前　　　　　　　　　術中

図3-6a、b
術前CTより、頬側根は上顎洞側壁の皮質骨と頬側骨壁の皮質骨が合わさった緻密な領域に存在しており、それを越えて圧下することは難しいと考えられる。

図3-6c
1年程かけて圧下することができたが、頬側根は骨内から一部露出している。

術後

1-5 治療期間の目安は？

☞ 6ヵ月以上～1年程度

挺出歯の臼歯の圧下に要する治療期間の患者への説明は、6ヵ月以上～1年程度が妥当である。挺出が陳旧化している年齢が高い症例では、時間がかかる傾向にある。

また圧下が早期に起こっても、近遠心、頬舌的なコントロールに時間がかかることがあるため、1年程度の期間は必要であると考えられる。

1-6 圧下のデメリットは？

☞ 5つのデメリットを念頭におくべき

挺出歯を圧下治療により元の歯列に収めることができれば、患者に対するメリットは大きい。だが圧下にもデメリットは生じる。よって適用にあたっては圧下以外の治療方法と比較検討すべきである。

①長い治療期間
　→半年から1年

②歯髄壊死の可能性
　→通常の矯正治療中に起こる歯髄壊死と同等。きわめてまれと考えられる。

③根吸収の可能性
　→軽度の吸収は、高い頻度で起こる。しかし、圧下治療以外でも吸収は起こるわけで、臨床上問題ないと考えられる。

④術後歯肉の形成外科の必要性
　圧下した量の一部が歯肉に埋没する。
　→圧下の量とスピードにもよるが、（速い圧下は埋没が多い）通常圧下量の1/3程度が歯肉に埋没するくらいであるため大きな問題にはならない。
　よって、3mm程度の圧下なら、歯肉に埋もれる量は1mm程度なので形成外科の必要はないと考えられる。

⑤術後動揺が収束しない可能性
　→術中に起こる歯牙の動揺（矯正期間中は当然起こる）が術後収束しない可能性は、骨吸収が進んだ歯周病患者の矯正治療後のリスクと同等である。しかし、頻度は低いと考えられる。術後与える咬合力（早期接触や咬合干渉）があると収束しないと考えられる。

1-7 下顎での圧下

👉 頻度は低いが、対応が難しい

　対合歯の挺出の頻度は、下顎は上顎に比べて少ないが、対応は難しい。上顎は口蓋も含め、挺出歯牙の四隅を囲うようにアンカースクリューを設置できるが、下顎は舌側に設置することが難しい。また、骨質が硬いためか圧下のスピードも遅く感じられ、圧下に要する力の強さは大きめになることが多い。また、不意に開いてしまった近遠心的スペースも、閉じるのに難しく近心傾斜してしまう。よって限局矯正（LOT）でも、アーチワイヤーを下顎全体に装着できる症例がコントロールしやすい。

　下顎のみのアーチワイヤー装着は、上顎が補綴歯であることや、上下歯列の不調和がないなど、限られた条件になってしまうので、全顎矯正との併用になってしまうことが多い。

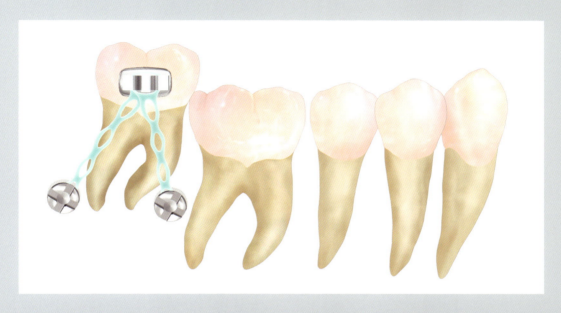

図3-7
下顎大臼歯の圧下治療では、その近遠心的コントロールの問題が出てくるため、全顎的矯正との併用が望ましい。LOTのみで行うのであれば、圧下部位の近遠心に埋入が必要。

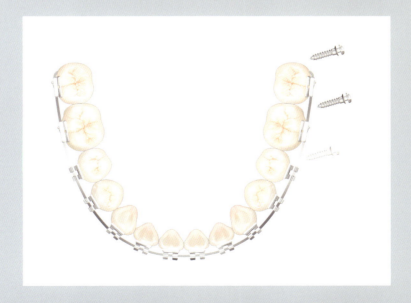

図3-8
圧下に必要な埋入部位。下顎臼歯圧下は7近遠心が望ましい。第二小臼歯と第一大臼歯部間のアンカースクリューはそこから圧下力をかけてもその部位がたわむだけで、あまり役立たない。第二大臼歯の遠心は解剖学的に骨質が悪く埋入ができないことも多い。

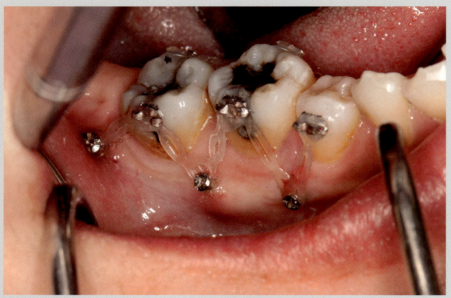

図3-9
下顎右側第一小臼歯～第二大臼歯の圧下治療のために、対象歯の近遠心にアンカースクリューの埋入を行った。

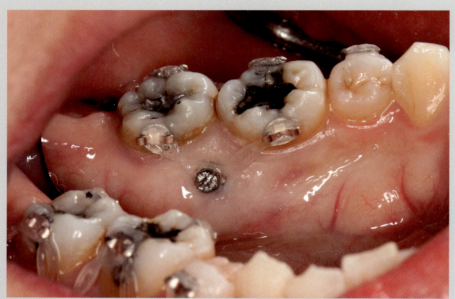

図3-10
本症例では、舌側にも十分な骨が存在していたため、舌側にもアンカースクリューの埋入を行った。

Chapter 4
限局矯正(LOT)による臼歯部の「圧下」：
治療中に起こりうる事態と対応例から

限局矯正(LOT)によるコントロールでは、症例に応じて牽引方向とスペースを考えなくてはならず、術者の工夫が必要である。よって決まった方法はないが、ここで参考例を提示する。

Chapter 4

症例 1 「圧下」に伴う叢生のコントロールが必要となった例から

対合歯が欠損している上顎第二大臼歯を削合することなく、かつ補綴スペースを確保するために、圧下を部分的に応用した症例。挺出歯を圧下するとスペース不足から近心歯列に叢生を発現してしまうことが考えられる。

初診時

右下臼歯部欠損放置により、上顎第一、第二大臼歯が挺出している。圧下により上顎の補綴治療なしで、欠損部に補綴スペースを得ると同時に、側方運動時に臼歯部に干渉が起こらないようにすることを計画した。

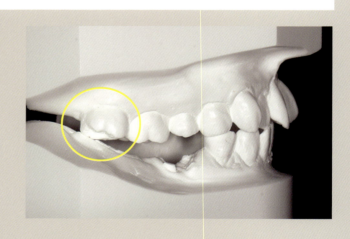

図4-1
右下臼歯部欠損放置により、上顎第一、第二大臼歯が挺出している。

治療経過

- **圧下開始** アンカースクリュー埋入と同時に圧下開始
- **4ヵ月後** 当該歯が口蓋側に傾斜
- **5ヵ月後** 圧下はほぼ終了したが、近心に叢生発現
- **17ヵ月** 起こってしまった叢生の改善に使用した期間
- **22ヵ月後** 矯正治療終了

治療の実際

圧下開始 →

1 アンカースクリュー埋入と同時に、圧下開始

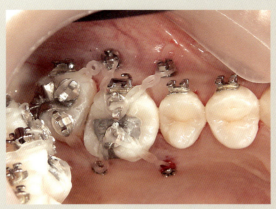
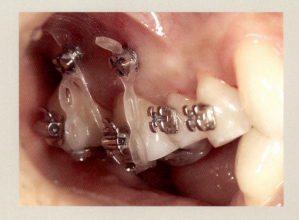

図4-2a、b
口蓋側にシングルヘッド1.6を2本（6mm）、頬側にデュアルヘッド1.6を2本（8mm）埋入。挺出患歯の対合歯は欠損していることが多いため、その咬合面にパワーチェーンをかけると効率的である。アンカースクリューの埋入位置は、解剖学的制限を受けることがあるため、利用できる位置にパワーチェーンをかける方法を考える。本例では、即時にパワーチェーンを装着し、圧下を開始した。頬側、口蓋側の双方から力をかけている。

4ヵ月後 →

2 圧下中、予想外の力で当該歯が口蓋側に傾斜してしまった

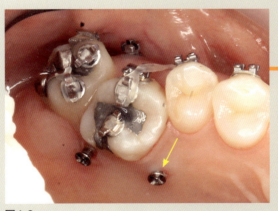

図4-3a
4ヵ月後の来院時、口蓋側への牽引力が予想に反して大きく、その力に負けて当該歯が口蓋側に傾斜している。

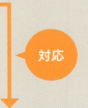
対応

3 頬側からの牽引のみに変更

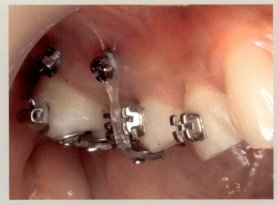

図4-3b
口蓋側への牽引を中止。以降、頬側からの牽引のみに変更。

5ヵ月後

4 圧下は順調だが、今度は近心に叢生発現

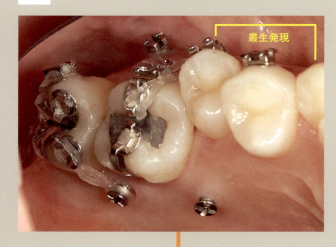

叢生発現

図4-4
圧下による効果が得られてきてはいるが、スペース不足で近心の歯牙がさらに近心に寄ってしまい、叢生が発現。

対応

5 遠心方向へいったん圧下してから、スペースを閉じる

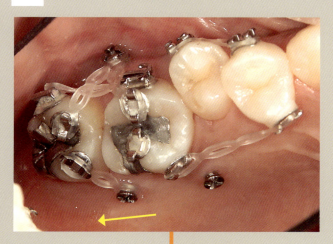

図4-5
発現してしまった叢生を解消するために、パワーチェーンのかけ方を工夫し、いったん当該歯を遠心にひっぱる。

結果

12ヵ月後

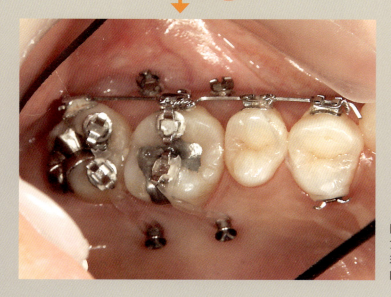

図4-6
アーチワイヤーとブラケットを使用して発現してしまった叢生を改善した（図4-7bと同様）。

まとめ

圧下に要した期間は、約半年であるが、その後の近遠心的コントロールに時間がかかり、合計22ヵ月の治療期間を要した。このように圧下には「近遠心的スペース」の問題が発生することがわかる。そのような際には、本例で示したようにまずは当該歯を遠心方向へ圧下し、後にワイヤーとブラケットを用いてスペースを閉じる方が問題は少ない（図4-7a～d）。

本例と異なり、当該部の遠心に固定源となるアンカースクリューを埋入できないときには、ブラケットとワイヤーを利用し、アンカーより近心部にある歯の遠心に力をかけることが可能である。また、まっすぐにレベリングしようとするワイヤー作用を利用できるが、それにより叢生を起こし、咬合を崩さないようにすべきである。だからこそ、パワーチェーンを直接作用させる方が効率的である。

22ヵ月後

圧下開始

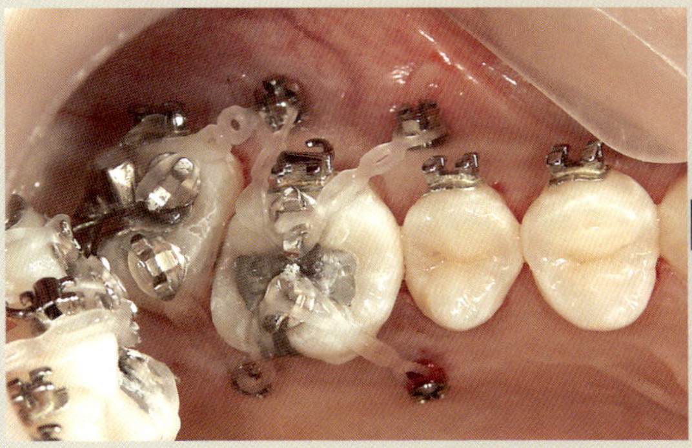

圧下終了後

図4-7a

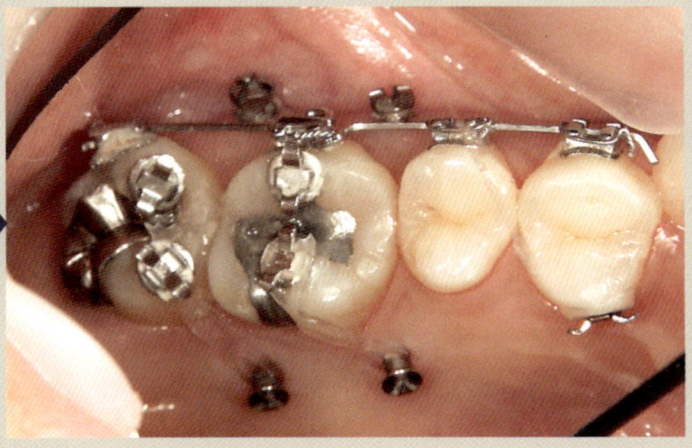

図4-7b

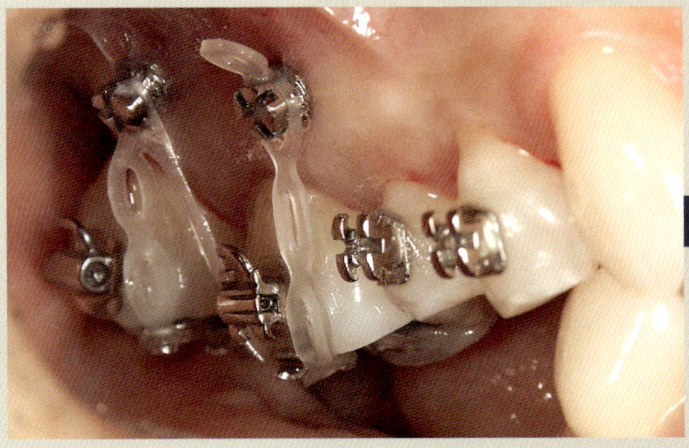

図4-7c

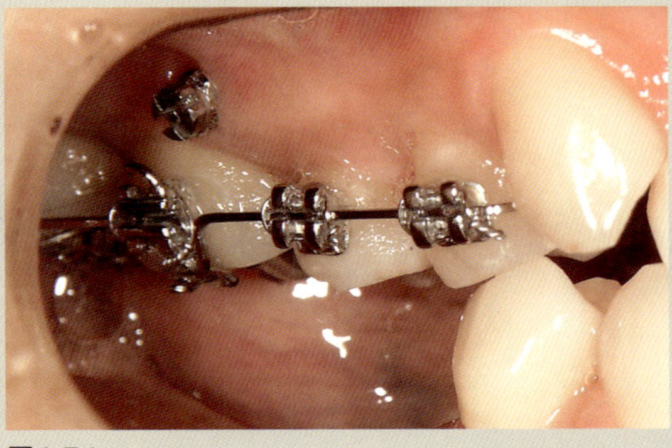

図4-7d

図4-7a～d
発現してしまった叢生の改善として、ブラケットとワイヤーを用いて、近遠心的スペースを閉じた。

Chapter 4

症例 2

上顎編：口蓋側と頬側の「圧下」のスピードの差が生じた例から

上顎大臼歯の圧下では、口蓋根の方が頬側根より容易に起こると考えられる。通常の矯正治療では、常識的に大きな口蓋根の移動はしにくいが、圧下の場合はこれと逆である。

初診時

対合歯の喪失により、左上大臼歯に歯肉を噛むほどの挺出が認められる。左下臼歯部にインプラント補綴を予定。

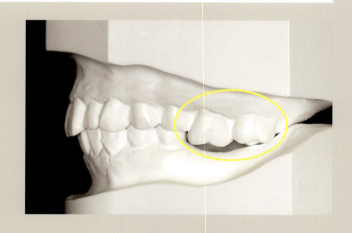

図4-8
上顎大臼歯部にかなりの挺出が認められる。

治療経過

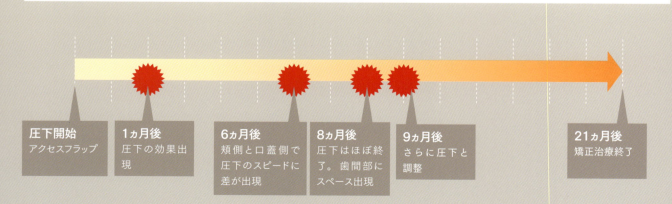

圧下開始
アクセスフラップ

1ヵ月後
圧下の効果出現

6ヵ月後
頬側と口蓋側で圧下のスピードに差が出現

8ヵ月後
圧下はほぼ終了。歯間部にスペース出現

9ヵ月後
さらに圧下と調整

21ヵ月後
矯正治療終了

治療の実際

術前処置

1 圧下当該部の感染除去と歯周環境の整備

臼歯部で4mmを超えるポケットにはSRPを行っても歯石の取り残しが多くなるといわれている[12]ため、筆者は、矯正治療前に歯肉剥離掻爬術を行うことが多い。特に圧下の場合には、術前の感染除去なしには、汚染部位を骨内に押し込むことになるため、より慎重に根面の汚染を取り除いている。

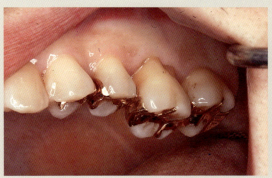 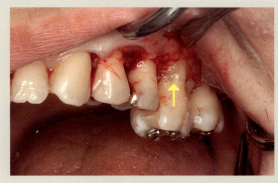

図4-9a、b
術前処置としてアクセスフラップを行い、歯肉弁を挙上したところ。根面に残存した歯石が認められる。

圧下開始

2 初期固定に問題がなければ、埋入と同時に圧下を開始する

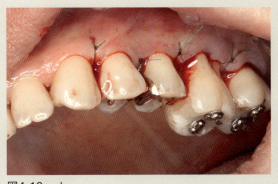 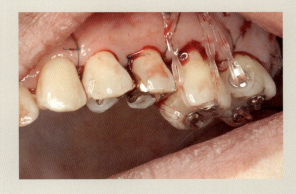

図4-10a、b
歯肉剥離術と同時にアンカースクリューを埋入。初期固定に問題がなければ即時にパワーチェーンを装着。アンカースクリュー埋入予定部位のフラップ翻転は、骨のダメージを与え、アンカースクリューの安定の妨げになるため粘膜は剥離しない。縫合糸は通常どおり7～10日で撤去する。

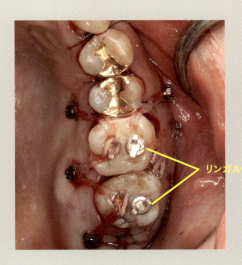

図4-11
咬合面にリンガルクリートを2ヵ所接着し、パワーチェーンを装着する。近心方向に力がかからないよう留意するが、第一大臼歯、第二大臼歯の近心面は修復されておりアンレー補綴予定のため、ストリッピングを予定している。

リンガルクリート

1ヵ月後

3 圧下の効果が発現してくる

対応

4 パワーチェーンの第1回目の交換を行う時期

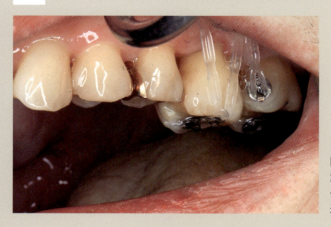

図4-12
第1回目のパワーチェーンの交換は、1ヵ月後に行った。その後は、2週間に一度のサイクルで行った。術後8〜9週で、圧下による効果の発現が確認される。

6ヵ月後

5 頬側と口蓋側で圧下のスピードに差がでてきた

対応

6 圧下が遅れがちな頬側のパワーチェーンを強めにして調整

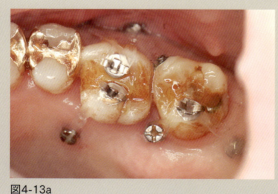

図4-13a
口蓋側の圧下が進み、頬側が遅れているため、口蓋側に当該歯が移動してきているのがわかる。

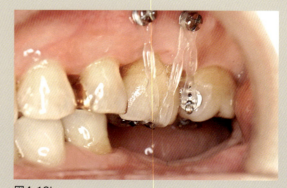

図4-13b
頬側のパワーチェーンを強めに装着する。遠心成分（近遠心のうち、遠心方向へ引っ張ろうとする力の成分）が大きくでる最遠心のアンカースクリューの牽引力を大きくしている。

8ヵ月後

7 遠心方向への牽引に成功したため、歯間部に適正なスペースが出現

対応

8 パワーチェーンの交換を続ける

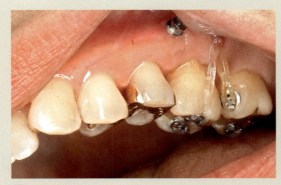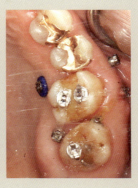

図4-14a、b
ほぼ思いどおりの位置に圧下された。まだ口蓋方向への移動が残っているため、さらに頬側への牽引を続ける。また、遠心方向への牽引に成功したことから、歯間部に適正、かつわずかなスペースが生まれてきている。このスペースは、必要があれば上顎の場合近心方向にわずかな力をかけるだけで容易に閉じることができる。

9ヵ月後

9 さらに圧下を進める

対応

10 パワーチェーンの交換を続ける（近心方向に移動していないことを確認）

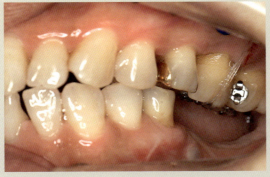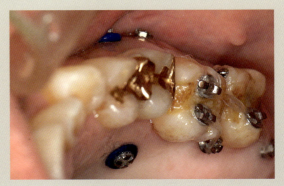

図4-15a、b
さらなる圧下を続けるためにパワーチェーンを交換し、圧下力を保つ。

まとめ

上顎大臼歯部の圧下においては、本例のように口蓋側の圧下が先行し、頰側が取り残されることが多い。口蓋根は上顎洞に埋入するが、頰側根が皮質骨にあたっていることが多いためと考えられる。

21ヵ月後

術前

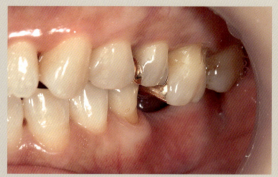
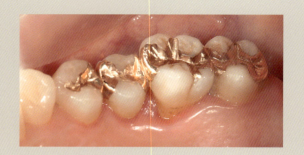

図4-16a、b
初診時の状態。

術後

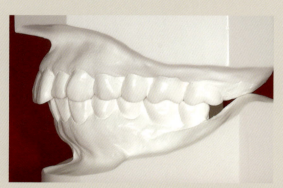

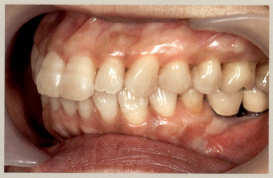
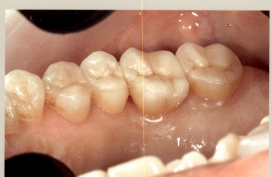

図4-17a〜c
歯牙の近遠心の修復のため、エンプレスアンレーを装着した。

Chapter 4

症例 3

上顎編：限局矯正（LOT）による「圧下」に25ヵ月を要した例

　上顎大臼歯の根の位置と解剖学的形態により、圧下が難しいと思われる。「難症例」であるか否かは、術前のCT撮影によって把握できる。

初診時

　対合歯の喪失により左上大臼歯の挺出が認められる。
左下臼歯部にインプラントを埋入の予定である。

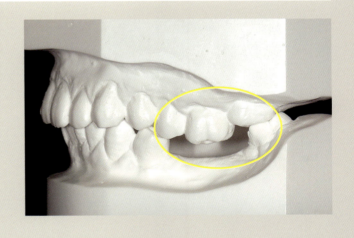

図4-18
左上大臼歯部に挺出が生じている。

治療経過

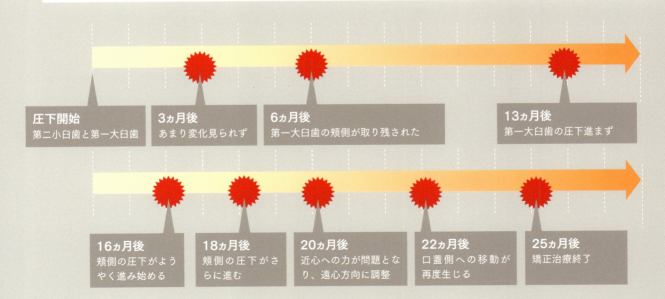

圧下開始
第二小臼歯と第一大臼歯

3ヵ月後
あまり変化見られず

6ヵ月後
第一大臼歯の頬側が取り残された

13ヵ月後
第一大臼歯の圧下進まず

16ヵ月後
頬側の圧下がようやく進み始める

18ヵ月後
頬側の圧下がさらに進む

20ヵ月後
近心への力が問題となり、遠心方向に調整

22ヵ月後
口蓋側への移動が再度生じる

25ヵ月後
矯正治療終了

圧下の実際

3ヵ月後

1 第二小臼歯、第一大臼歯ともあまり変化は認められない

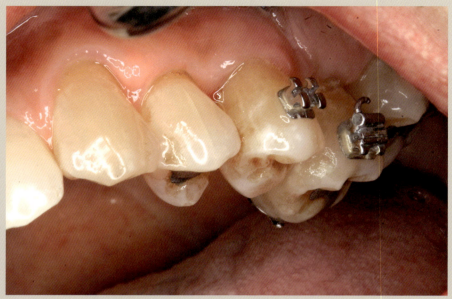

図4-19
骨が緻密であるためか、圧下のスピードには個人差が認められる。若年者ほどスピードが速い傾向がある。

6ヵ月後

2 第二小臼歯はその後順調。第一大臼歯の頬側は取り残された

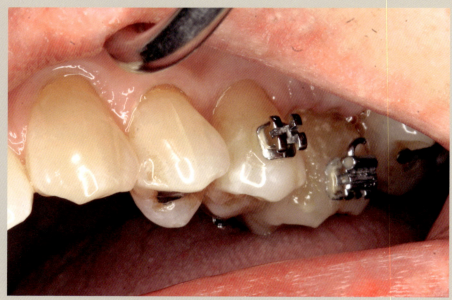

図4-20
第二小臼歯の圧下は進んだ。第一大臼歯については、口蓋根の圧下は進んだものの、頬側根は取り残された。

13ヵ月後

3 以降も第一大臼歯の圧下は、ほとんど進んでいない

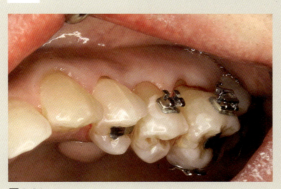
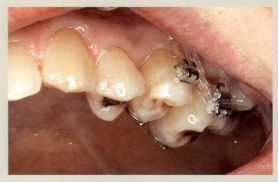

図4-21
あまり第一大臼歯の圧下が進んでいないように見えるため、模型による検証を行った。

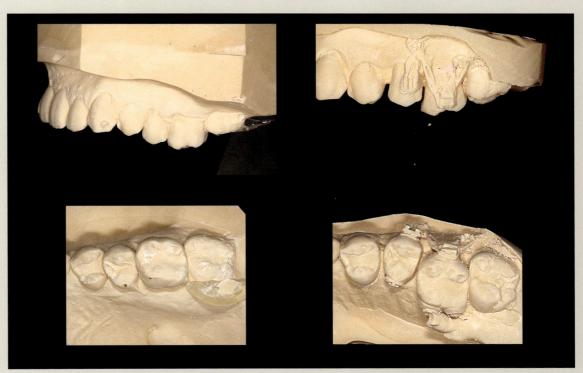

図4-22
術後13ヵ月は、通常圧下治療が終了している期間である。第一小臼歯の圧下は良好である。一方、第一大臼歯は口蓋根のみが圧下し、頬側の圧下が少ないため、口蓋側に移動しているように見える。頬側根が上顎洞と頬骨の皮質骨にあたり、圧下を阻害していると考えられる。ひとつの圧下限界であるとみなすことができるが、アンカースクリューの脱離のリスクが高まってしまうことを、患者了承のうえ、さらに500g以上の圧下力をかけることにした。

16ヵ月後

4 第一大臼歯頬側の圧下がようやく進んできた

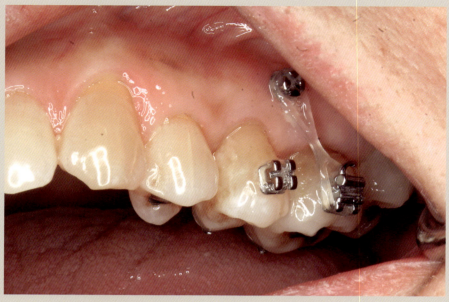

図4-23
皮質骨の豊富な部位へ頬側根を圧下することは難しいと考えるが、本症例では、アンカースクリューの安定性が高いと考えられ、以前にかけた500gの力でも脱落することはなかった。

18ヵ月後

5 同歯頬側の圧下がさらに進む

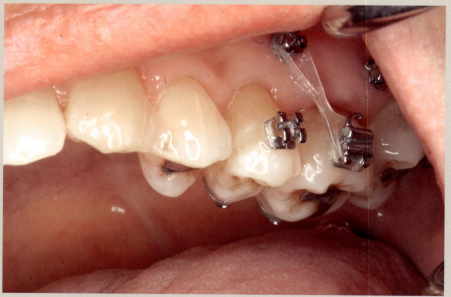

図4-24
頬側の圧下がさらに進み、口蓋側の圧下もさらに加わった。

20ヵ月後

6 今度は近心への力が問題に。遠心に牽引して調整

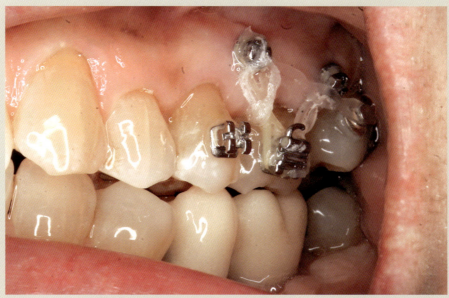

図4-25
圧下が進むにつれて歯冠部の幅径が増大し、近心への力が問題となる。そのため、より遠心に牽引を続けた。

22ヵ月後

7 第一大臼歯の口蓋側への移動が再度生じる

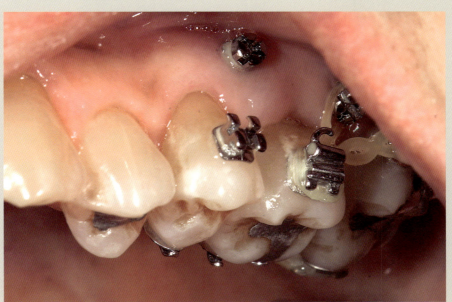

図4-26
ここでも口蓋側への移動が再度起こった。頬側と口蓋側では圧下のしやすさに差があることに留意すべきである。

まとめ

2年もの時間を経て、圧下治療を終了し、対合にインプラントを装着することができた。この長い圧下時間をどうとるかは、術者と患者の考え方である。

25ヵ月後

術前

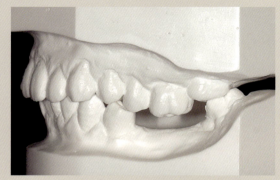

図4-27

術後

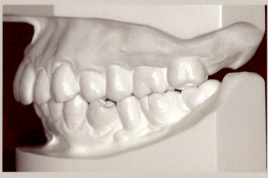

図4-28a

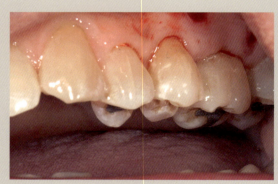

図4-28b

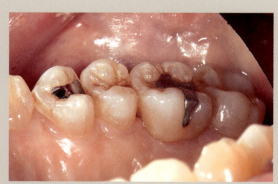

図4-28c

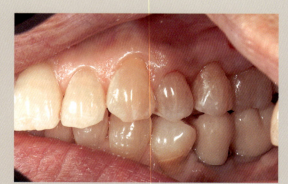

図4-28d

Chapter 4

症例
4+5

下顎編：限局矯正(LOT)における下顎の「圧下」の問題点

＜症例4＞

　症例4は、下顎大臼歯の自然挺出で、上顎の顎堤に咬合していた。下顎大臼歯の圧下では、舌側にアンカースクリューを埋入できず、頬側のみで圧下を行わなければならないところが難しい。舌側への埋入は、解剖学的にオトガイ下静脈の損傷等の危険を伴うこと、また、患者の舌感が著しく悪いために行えないことが多い。

　本例は、圧下に要した期間は6ヵ月だが、頬舌トルクや近遠心のコントロールにさらに6ヵ月ほど要した。LOTによる頬舌および、近遠心的コントロールはかなり難しい処置である。

初診時

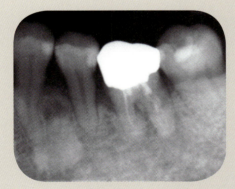

図4-29a
第二大臼歯の挺出が見られる。

治療の実際

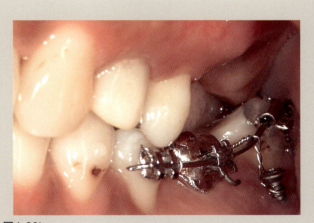

図4-29b
部分的に圧下するためにブラケットを装着し、そのワイヤーに圧下力をかける。ワイヤーは .017×.025ニッケルチタンワイヤーなど、弾力のあるワイヤーを使用する。リガチャーワイヤーで結紮し、ワイヤーの弾力で圧下を行う。

4ヵ月後

1 アンカースクリューの埋入位置に制限があるため、近遠心的コントロールが非常に難しい

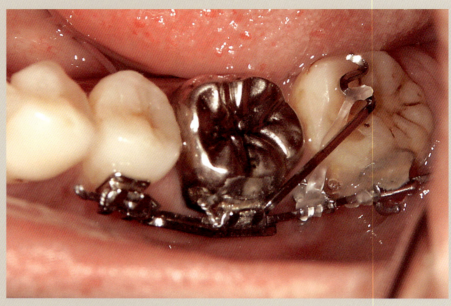

図4-30
さまざまなワイヤーを使用し、近遠心のスペースをコントロールしている。

16ヵ月後

2 限局矯正（LOT）では頬舌的なコントロールは実質、困難

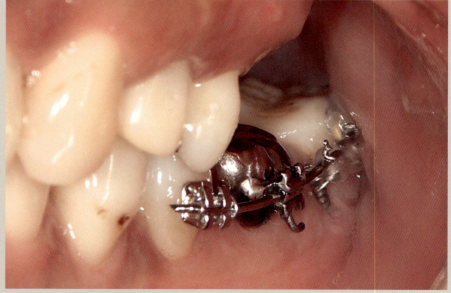

図4-31
第二大臼歯の圧下が認められるが、LOTにおいて頬舌的なコントロールは難しい。

<症例5>

　症例5も、症例4と同様、ワイヤーの弾力を利用して圧下を行った例である。パワーチェーンに比べ強い圧下力がかかるが、ニッケルチタンワイヤーのコントロールが必要というデメリットもある。直接パワーチェーンで圧下しない理由は、多くの症例で舌側にアンカースクリューを設置できないこと、下顎では上顎より圧下に持続的な大きな力が必要と考えているからである。

初診時

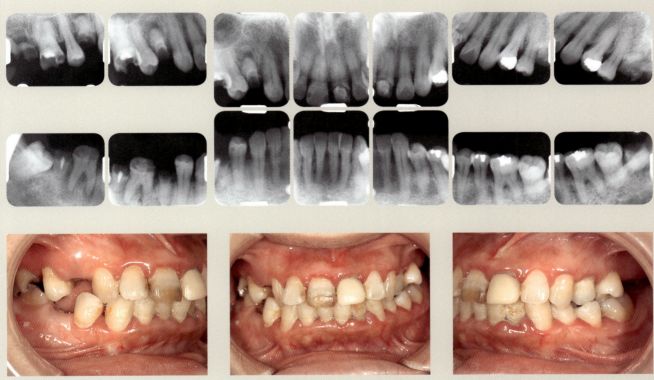

図4-32a〜d
術前のデンタルエックス線写真と口腔内写真。

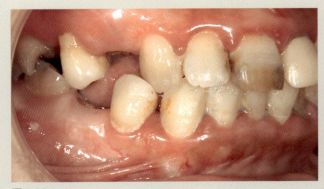
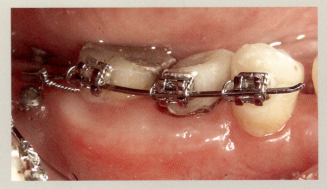

図4-33a、b
下顎の第一大臼歯が挺出して、崩壊している上顎第一大臼歯に嵌合してしまっている。第二小臼歯は歯肉縁下う蝕のため挺出が必要である。第二小臼歯挺出後、図bのように、.019×.025ニッケルチタンワイヤーを装着後、アンカースクリューからリガチャーで結紮して、そのたわみによって圧下作用を期待した。

圧下の実際

3ヵ月後

1 圧下は認められたが、スペースが生じている

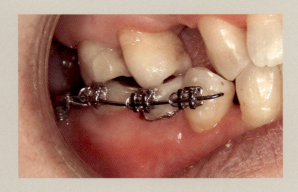

図4-34
術後3ヵ月。圧下の効果が認められた。しかし、第一小臼歯も頬側に引かれてしまい、近心歯牙との間にスペースを生じている。

6ヵ月後

2 限局矯正（LOT）では下顎のスペース封鎖は困難

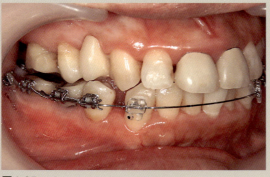 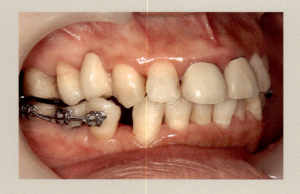

図4-35a、b
術後6ヵ月。第一大臼歯の圧下と第二小臼歯の挺出がほぼ完了した。圧下には成功したが、歯列に大きなスペースができてしまった。このスペースの閉鎖は上顎ほど容易ではない。特に下顎ではアンカースクリューの埋入に制限が多く近遠心的コントロールが難しく、また、一般的に下顎の歯牙の歯体移動（平行移動）は上顎に比べて難しく、たとえ下顎だけでも歯列全体に矯正装置を装着する方がコントロールが容易である。

本症例には圧下作用が終了した後、上下顎とも歯列全体に矯正装置を装着した。上顎が補綴予定なら、場合によっては下顎歯列のみの部分矯正で終わらせることもできるが、最低でも下顎の歯列全体にワイヤー装着ができることが望ましい。

26ヵ月後

3 最終的には、全顎的矯正装置によりスペースを封鎖

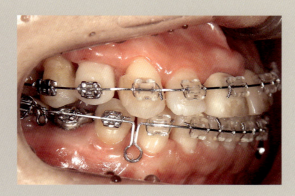

図4-36
スペース封鎖と叢生改善のため、全顎矯正を行った。

まとめ

下顎の圧下はLOTでの対応は難しい。舌側にスクリューを埋入することが難しいことや、上顎に比べ、開いてしまった近遠心的スペースの閉鎖が自由にいかないことが理由として考えられる。本症例のようにアーチワイヤーを使用してそれを圧下することが有利となる。本症例でも圧下と挺出を利用して大臼歯を保存した。

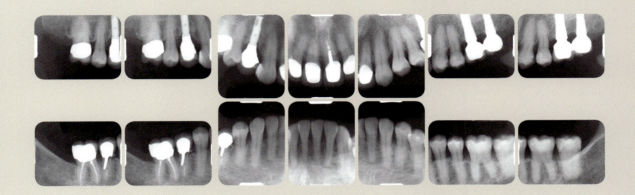

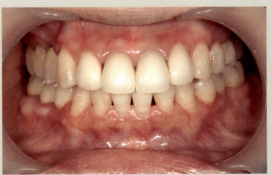

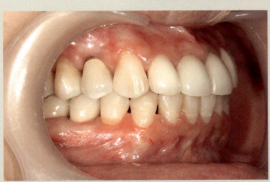
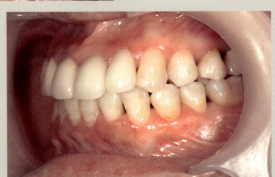

図4-37a〜d
術後のデンタルエックス線写真と口腔内写真。

Chapter 5

ここまでいける「圧下」アドバンス症例：

CANT から骨格性開咬、ガミースマイルまで

アンカースクリューを用いた圧下と全顎的矯正治療の併用により、従来法では不可能だった治療を、効率的に、ミニマムに行うことができるようになった。

Chapter 5

症例1
CANT
－上顎臼歯部の「圧下」によりCANTを是正した例－

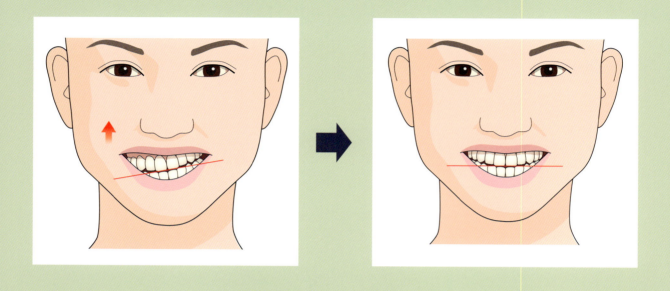

症例の概要

　全身所見より、首を右に傾ける癖があり、それに対して右肩を上げてバランスをとっている。中心位での下顎位の診査では、著しく左側偏位があり、正中線で観察すると2mmの偏位がある。この顎位ではほとんど咬合しない。日常顎を右に大きく偏位させて生活しなければならないことは咬合力と筋活動に偏位を起こし[13]、肩こり、偏頭痛等、不定愁訴の一因となりうる。これだけのCANT（咬合平面の傾斜）と下顎偏位を伴う症例であったが、本症例は外科矯正を除外した治療計画を立てる必要があり、著しい口唇の突出も同時に改善するため、アンカースクリューによる上顎咬合平面の是正と下顎の誘導をめざした。すなわち、顎を右にずらさなくてもまっすぐ咬めるところに咬頭嵌合位を定める計画を立てた。

患者	20歳・女性
主訴	噛めない、審美的改善
既往歴	14歳から17歳まで叢生改善のため他院にて非抜歯で矯正治療を行った
診断	右側：アングルⅠ級、左側：アングルⅡ級、上下顎前突、CANTを伴うガミースマイル

初診時

図5-1
中心位での診査では著しい左側偏位があり、正中線で観察すると咬頭嵌合位に対して2mmの偏位がある。この顎位ではほとんど咬合しない。矯正治療で咬合再構成を行うべき顎位は、この中心位（CR）である。

咬頭嵌合位（ICP）

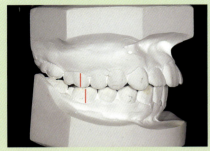
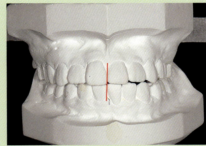
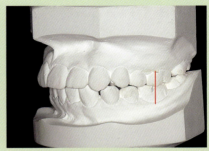

右側：アングルⅢ級、1.5mm　　上顎に対し、下顎正中は2mm右側へ偏位　　左側：アングルⅠ級

中心位（CR）

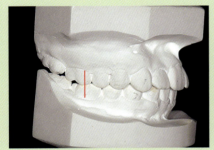
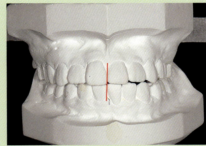
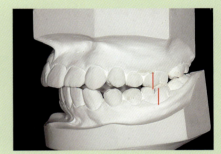

右側：アングルⅠ級　　上顎に対し、下顎正中はほぼ一致　　左側：アングルⅡ級、3.5mm

術前顔貌所見

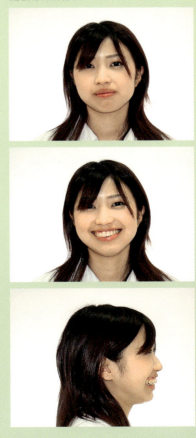
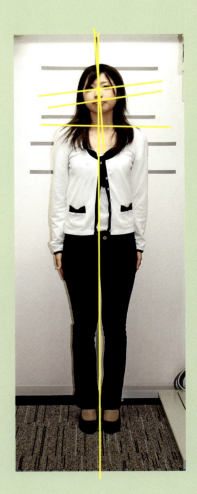

図5-2
顔面の正中は体の正中に対して右側に傾斜している。瞳孔線は右下がり。口唇のラインも右下がり。口元の著しい突出も見られる。

圧下の実際

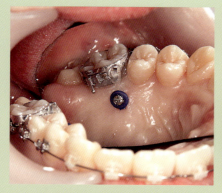
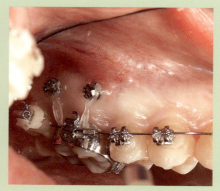

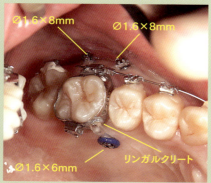
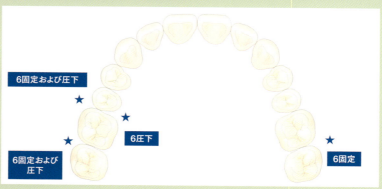

図5-3a〜d
上顎右側大臼歯をパワーチェーンで圧下することで、CANTの改善を計画した。

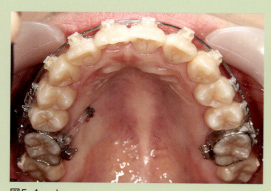
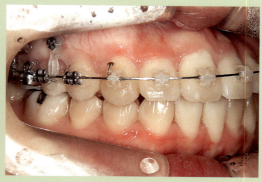

図5-4a、b
主線（アーチ―ワイヤー）には .019×0.25SS が通常用いられ、たわみが出にくいようにする。右側のアンカースクリューが上顎右側大臼歯を圧下させ、CANTを改善する。

圧下開始時

圧下6ヵ月後

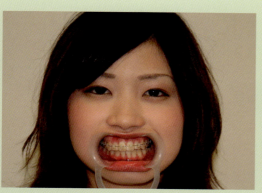
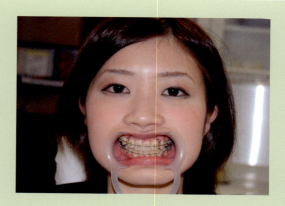

図5-5a、b
圧下後6ヵ月程度で右側咬合平面の圧下による改善がみられた。

術後

術後顔貌所見

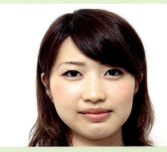
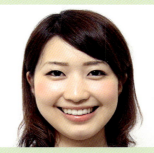
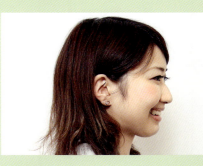

図5-6
CANTの改善とともに、アンカースクリューを使用した矯正治療により下顔面の突出が、改善された。

術後側方運動

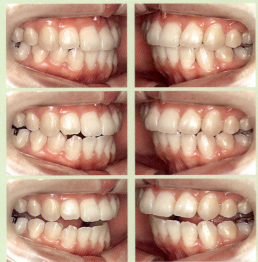

図5-7
下顎前歯1本先天的欠損であったため、右下犬歯を側切歯として、第一小臼歯を犬歯として利用し、上下第一小臼歯抜歯症例として計画を立てた。

術後口腔内所見

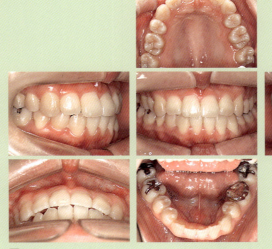

図5-8
下顎の左側の偏位、先天性欠如、CANTなどがある難症例であった。アンカースクリューを用いて上顎CANTを是正し、偏位した下顎は、その上顎に咬合させるようにコントロールした。

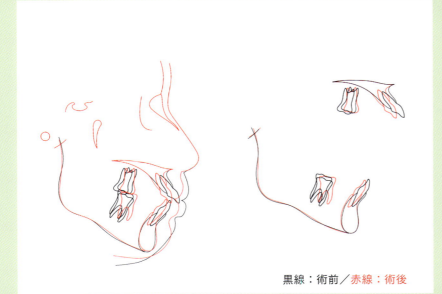

黒線：術前／赤線：術後

	術前	術後
SNA	89.5°	86.5°
SNB	83.5°	83.5°
ANB	6°	3°
Up-1 to NA	8.5mm	6mm
Up-1 to NA angle	29°	22.5°
Lo-1 to NB	10mm	7.5mm
Lo-1 to NB angle	32.5°	30.5°
U1 to L1	112.5°	124°
FMA	28°	27°
SN-M	32°	31°
U1 to FH	123°	114°
Occl. - SN	16.5°	16°

図5-9a、b
片側の圧下が主なため、咬合平面の変化は狙っていない。アンカースクリューによって、臼歯の圧下とともに前歯の牽引も行ったため、プロファイルの著しい改善がみられた。

Chapter 5

症例 2

開咬
－骨格性開咬症例を上下顎大臼歯を「圧下」させ、改善した例－

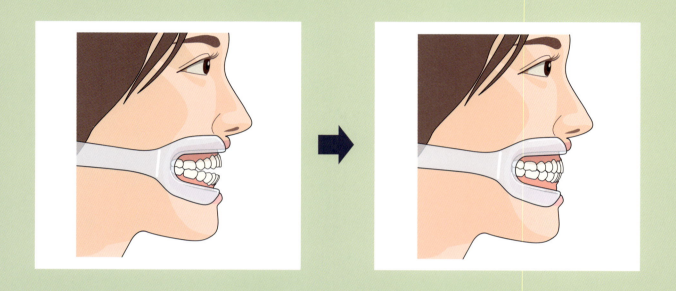

症例の概要

　骨格に問題がある開咬の改善は、従来の矯正治療では不可能と考えられていたが、アンカースクリューを使用し大臼歯部を圧下することによって、アンテリアカップリングを確立することができるようになった。

　本例でも積極的に圧下の対象となるのは、その行いやすさから上顎となるが、下顎は少なくとも挺出しないようアンカースクリューから圧下方向への力をかけることが必要である。

　歯周基本治療後、上下臼歯部にアンカースクリューを使用し、圧下を行う。上下顎同時に行うことで咬合高径を下げ、上下前歯が適正な垂直被蓋を持つようにする。

　本例は、従来であれば外科を伴った症例。圧下の応用に最適な症例である。

患者	51歳11ヵ月・女性
主訴	欠損、審美障害
診断	開咬をともなうアングルⅡ級症例

初診時

術前顔貌所見

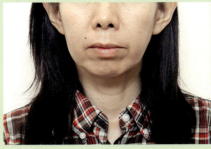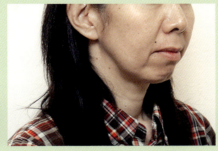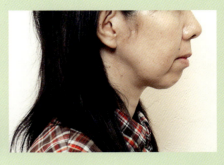

図5-10
アングルⅡ級ハイアングル様の顔貌を呈する(高い咬合高径、後退したオトガイ)。

術前側方運動

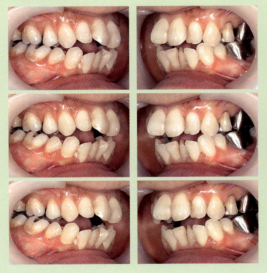

術前口腔内

図5-12

図5-11
左右側方運動は、大臼歯部のみで行っている。

術前セファログラム

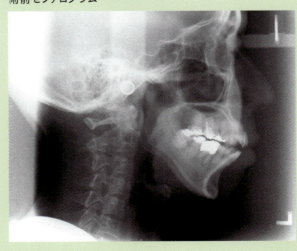

図5-13
FMA42°と骨格的に開大傾向にある。従来であれば、この程度の開大歯列は外科手術が必要である。

圧下の実際

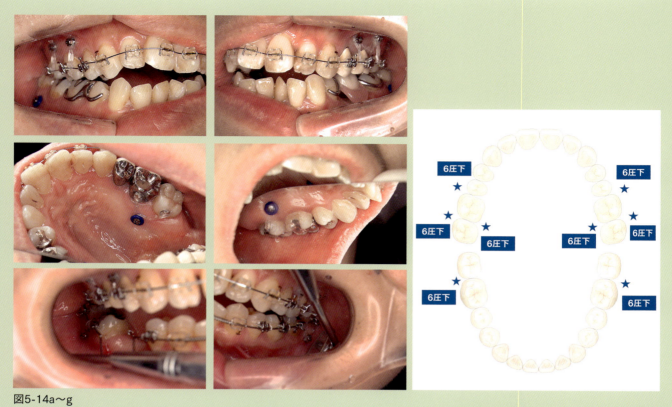

図5-14a～g
上顎は頬側のスクリューからの圧下方向の牽引とともに口蓋側からも圧下する。下顎は頬側のみであるが、上下歯列を同時に圧下することが重要である。

術後

術後顔貌

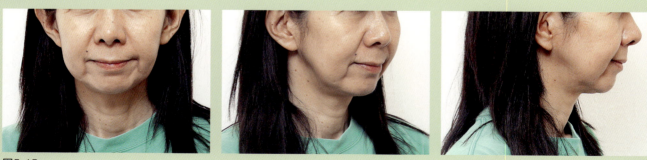

図5-15

矯正治療後側方運動

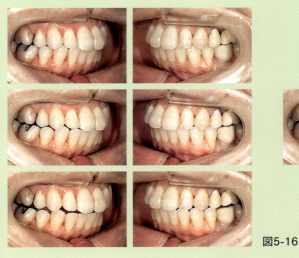

図5-16

矯正治療後口腔内

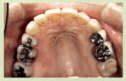
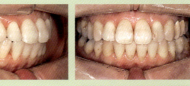
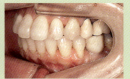
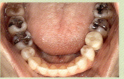

図5-17

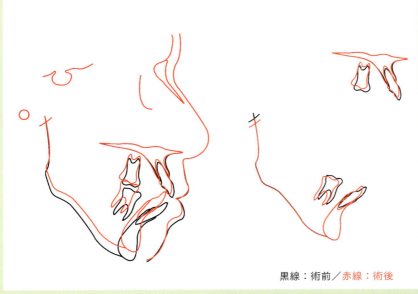

黒線：術前／赤線：術後

	術前	術後
SNA	80.5°	79.5°
SNB	72.5°	73.5°
ANB	8°	6°
Up-1 to NA	5mm	5.5mm
Up-1 to NA angle	19°	19.5°
Lo-1 to NB	14mm	12.0mm
Lo-1 to NB angle	46°	37.5°
U1 to L1	107°	117°
FMA	42°	40.0°
SN-M	51.5°	49.5°
U1 to FH	113.5°	112.0°
Occl. pl to SN	30.5°	26.0°

図5-18a、b
上下顎臼歯の圧下により、前歯の開咬が改善した。下顎の反時計回りの回転が生じたことにより、B点は前方へ移動し、ANBの改善もみられた。

術後セファログラム

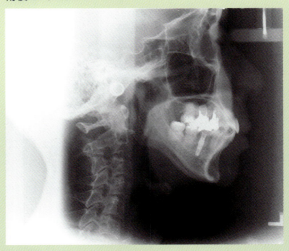

図5-19

Chapter 5

症例 3

ガミースマイル
―上顎歯列全体の「圧下」により、咬合平面を上方に移動し、ガミースマイルを改善した例―

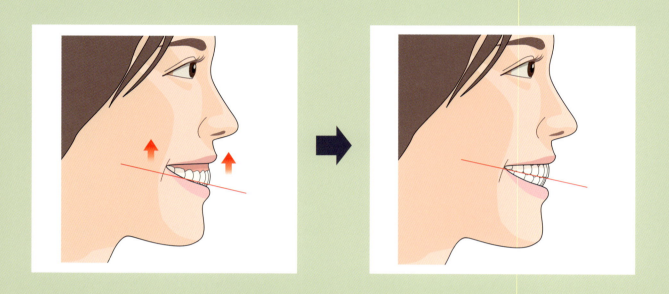

症例の概要

　一般的によく行われる前歯部根尖部にアンカースクリューを埋入し、前歯の圧下を行う方法では、咬合平面の前歯部が上がり、臼歯部が下がるためアングルⅡ級改善のメカニズムとしては適切ではない。また、左右のコントロールも難しく人為的CANTを招くなどの理由から筆者は行わない。そもそも前歯部の圧下は従来のワイヤーに圧下のトルクを与える方法で可能である。臼歯の圧下がポイントになる。
　主訴の前歯のガミースマイルに関しては、従来のワイヤーのトルクによる矯正治療のメカニズムで圧下を行う。臼歯部にもガミーが存在するため、臼歯部ごとアンカースクリューによって圧下させる。咬合高径を下げる必要はないため、下顎臼歯は代償性の挺出をさせる。
　圧下量が多いため、歯牙は歯肉に埋入してしまうことになり、歯冠長が短くなり審美性、清掃性などに問題を起こす。よって歯周形成外科により、歯肉の厚みをコントロールするなどの対処が必要である。

患者	26歳6ヵ月・女性
主訴	笑うと歯茎が見える
診断	アングルⅡ級、咬合平面の位置と口唇との関係に問題があり、ガミースマイルを呈する

初診時

術前顔貌所見

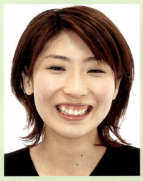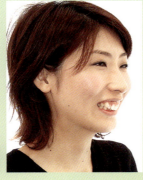

図5-20、21
上下顎前歯の叢生。臼歯関係アングルII級。上顎正中は顔貌に対して4mm右側に偏位。オーバーバイト7mm、オーバージェット4mmの著しい過蓋咬合。下顎臼歯の舌側傾斜が認められる。

術前口腔内所見

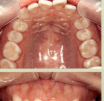
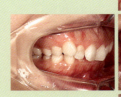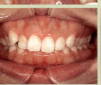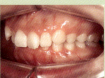

術前パノラマエックス線所見

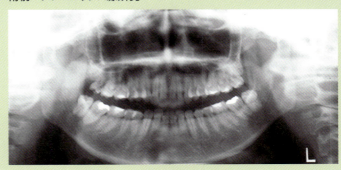

図5-22
矯正診断時には、上顎左右第三大臼歯はすでに抜歯されていた。左右顆頭に異常なし。下顎枝の長さに若干の左右差が認められる。

術前セファログラム

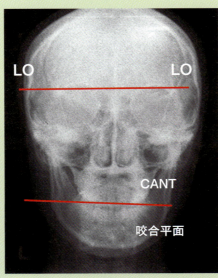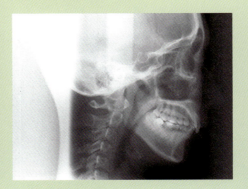

図5-23a、b
セファロ分析。SNA83°、SNB75.5°、ANB7.5°下顎劣成長による骨格性上顎前突。正面セファロより咬合平面が左下下がりでCANTが認められる。歯系はU1 to NA 9.5°・2mm、L1 to NB 29°・7mmと、前歯角度に異常があるが、突出はなし。

圧下の実際

圧下開始前

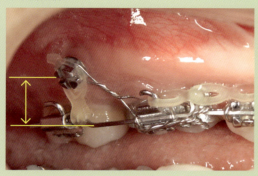
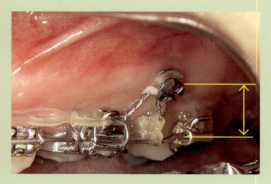

圧下終了時

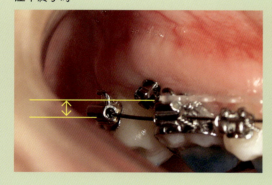
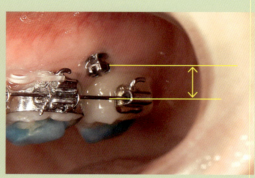

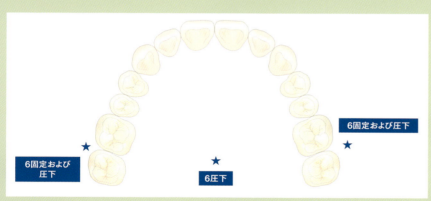

図5-24a～e
頬側の圧下に必要な距離をおいた位置にアンカースクリューを埋入し、パワーチェーンを用いて臼歯の圧下を行う。その力を変えることで、左右の圧下量をコントロールする。また、この時、ワイヤーサイズは.019×.025ステンレスワイヤーなど、たわみの少ない太いサイズのものでなければ、アーチごと圧下しない。

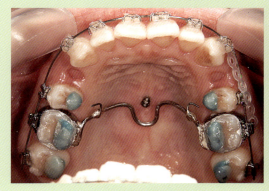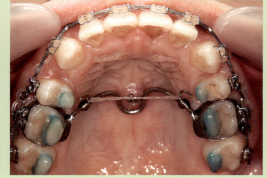

図5-25a、b
頬側のアンカースクリューからの圧下だけでは、通常、上顎の舌側咬頭が圧下されず取り残されてしまう。パラタルバー（1.1mm）は、直接第一大臼歯のバンドにろう着し、口蓋から5mm程度離した状態にし、口蓋のアンカースクリューからパワーチェーンでパラタルバーを引き、臼歯舌側咬頭を圧下させた。

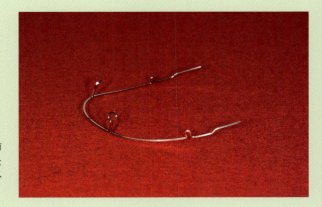

図5-26
上顎臼歯をアンカースクリューで圧下させ、ワイヤーにトルクをかけることで前歯も圧下させる。大臼歯間ワイヤーの屈曲は、第一大臼歯に圧下力をかけた場合に、第二大臼歯が取り残されるのを防ぐため、第二大臼歯に圧下力を分散させるためのものである。

骨整形

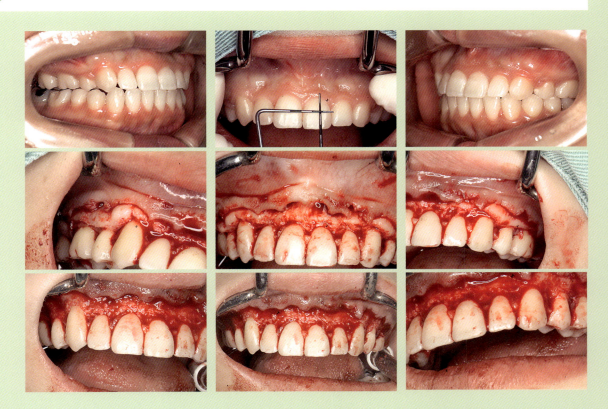

図5-27
全圧下量の約40％程度は、歯牙が歯肉に埋もれるため、骨整形を全顎的に行う。歯槽骨の高さを落とすイメージより、歯槽骨の厚みを変えるイメージで骨整形を行う。すなわちバイオタイプを変えることが重要である。

術後

術前後の顔貌所見の比較

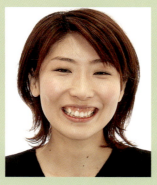
図5-28a
術前。

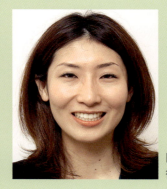
図5-28b
術後。

術後口腔内所見

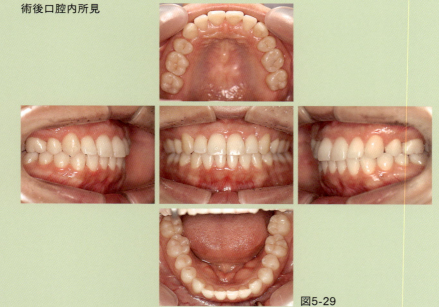

図5-29

黒線：術前／赤線：術後

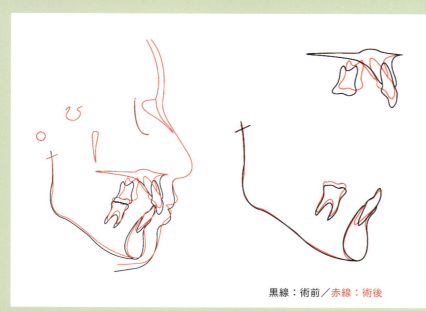

	術前	術後
SNA	83°	79°
SNB	75.5°	75.5°
ANB	7.5°	3.5°
Up-1 to NA	2mm	6.0mm
Up-1 to NA angle	9.5°	27.5°
Lo-1 to NB	7mm	7.5mm
Lo-1 to NB angle	29°	30°
U1 to L1	134°	119.0°
FMA	33.5°	33.0°
SN-M	42°	41.5°
U1 to FH	99.5°	113.5°
Occl. pl to SN	24.5°	25.5°

図5-30a、b
上顎大臼歯とともに上顎前歯も圧下しており、咬合平面が上方に移動している。下顎は代償性の挺出を起こさせ、咬合高径の変更は行っていない。このような症例では、咬合高径を変えることを目標としていないため、下顎にはアンカースクリューを使用せず、自然挺出を起こさせている。

Chapter 5

症例 4

II級のバーティカルコントロールによる改善
―成人に対し Mechanism of Growth のコンセプトを応用し、臼歯関係を是正（II→I）した例―

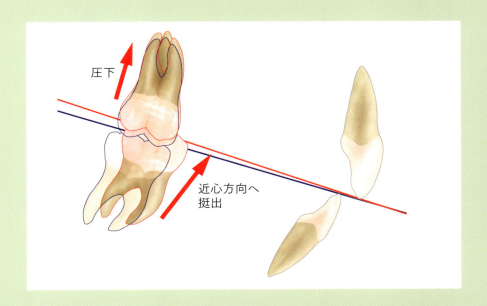

症例の概要

　ガミースマイルの改善のため、上顎咬合平面を上方に移動し、下顎臼歯を挺出させた。上顎大臼歯を圧下してそのスペースに下顎大臼歯を挺出させるが、その方向は近心方向でもある。これを利用して積極的に近心に挺出させることで臼歯II級からI級へと自動的に改善している。このような矯正治療のメカニズムは、Shudy の Mechanism of Growth として知られる。上顎大臼歯の下方への成長を阻止し、その分、下顎大臼歯の近心への萌出を期待するというメカニズムは成長期の小児に数年かけて起こる事象である。アンカースクリューを使用した圧下という技術の登場で、本症例のような成人でも短期間でその Mechanism of Growth が実現できるようになったと考える。

患者	29歳8ヵ月・女性
主訴	歯茎と出っ歯が気になる
診断	アングルII級、ガミースマイル

初診時

術前顔貌所見

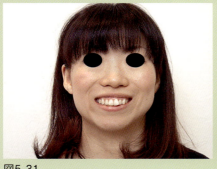
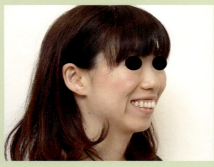
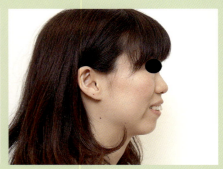

図5-31
口元の突出がみられ、ガミースマイルを呈する。

術前セファログラム

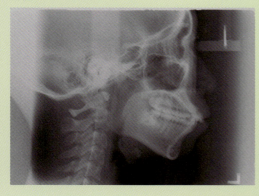

図5-32
上下前歯の著しい傾斜がわかる。

術前口腔内所見

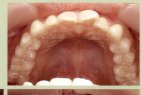
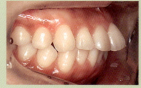
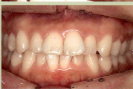
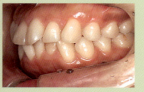
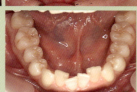

図5-33
咬頭嵌合位では臼歯関係はアングルⅠ級のように見えるが、中心位においては3.5mmのアングルⅡ級で大きくずれる症例であった。

中心位（CR）

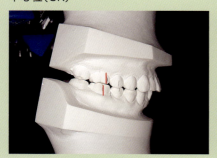
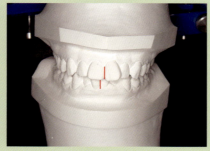
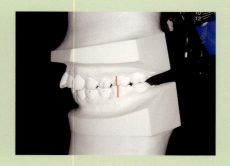

図5-34
中心位においてアングルⅡ級。この改善を上顎大臼歯圧下によって行う。

圧下の実際

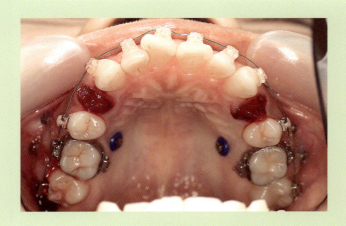

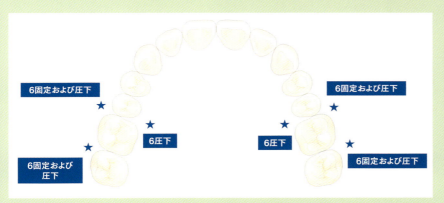

図5-35a、b
上顎第一大臼歯を中心に圧下する。一方、第二大臼歯はアーチワイヤーをベンディングすることで圧下を図る。頬側のみに圧下が起こってきた場合には、ワイヤーにトルク（クラウンリンガルトルク）をかけてコントロールする（P.101、図5-26参照）。

術後

術後顔貌所見

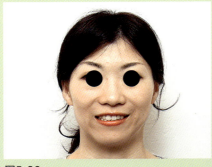 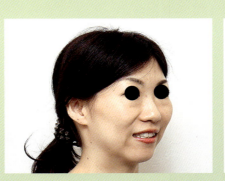 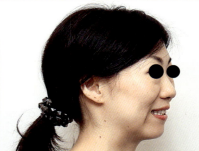

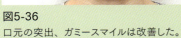

図5-36
口元の突出、ガミースマイルは改善した。

術後口腔内所見

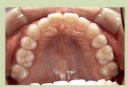
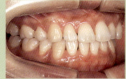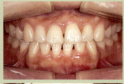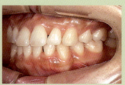
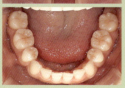

図5-37
大臼歯関係はアングルI級に改善した。通常、このような症例は下顎第二小臼歯を抜歯して臼歯関係を改善することが多いが、審美的な改善は難しい。本例では、第一小臼歯抜歯によって下顎前歯の牽引を多くすることができ、審美性改善に貢献している。

術後模型

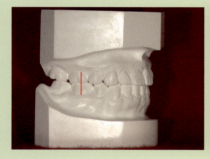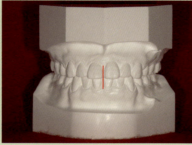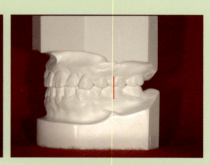

図5-38

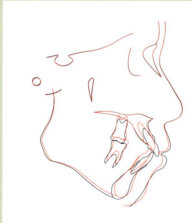

黒線：術前／赤線：術後

	術前	術後
SNA	77.5°	76.0°
SNB	74.0°	75.0°
ANB	3.5°	1.0°
Up-1 to NA	10mm	10.0mm
Up-1 to NA angle	33.5°	30.5°
Lo-1 to NB	11mm	7.5mm
Lo-1 to NB angle	37.5°	21.0°
U1 to L1	106.0°	126.5°
FMA	28.5°	27.0°
SN-M	39.5°	38.0°
U1 to FH	121.0°	119.0°
Occl. pl to SN	26.0°	23.0°

図5-39a、b
上顎大臼歯を圧下し、そのスペースに下顎大臼歯を挺出させるが、その方向は積極的に近心に挺出させることで臼歯II級からI級へと自動的に改善できている。もうひとつは、わずかではあるが、咬合高径を低下させたことで、B点を前方に移動することができ、アングルII級の顔貌を改善するのに役立った（SNBを大きくすることができる）。

術後セファログラム

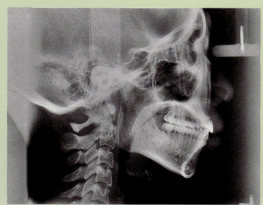

図5-40
上下前歯の突出が改善された。

Epilogue
今後の課題：「圧下」と再生療法

Epilogue

1 再生療法＋「圧下」は有効か？

1 再生療法と矯正の併用に関する筆者の評価は？

再生療法と矯正治療の併用については、限られた数であるが肯定的な文献も見られる。Nemcovsky や Ghezzi らの研究の骨補填材やメンブレンを使用し成功したという報告では、8〜14ヵ月の待時期間が設けられている[14,15]。一方、Araújo らの研究者では補填材を用い、イヌで3ヵ月で行った実験では失敗している[16]。報告によっては、Diedrich らは、その他の骨補填材なしや、エムドゲイン®のみであれば、矯正前の3ヵ月程度の期間でも成功しているようである[17,18]。

筆者は、骨補填材を使用した再生療法と術後の矯正治療の併用は、現在のところできるだけ避けている。エムドゲイン®のみの使用であれば問題はないと考えているが、補填材を使用した再生療法では、術者のスキルによるかもしれないが、筆者の場合はあまりよい感触が得られていない。再生療法の予後は術後の清掃状態に大きく左右されるためである。

矯正治療器具があることによるプラークコントロールレベルの低下や、矯正治療中に受ける咬合力による動揺など、アタッチメントゲインに不利な要因も多い。

2 根分岐部に対する再生療法＋圧下＋全顎矯正の可能性は？

矯正治療によって根分岐部病変が改善するわけではない。むしろ、術後分岐部は悪化するのが一般的である。大臼歯がアップライトする時に挺出してくるからである。

しかし、挺出歯で分岐部の露出などがある場合には、圧下処置によって改善する可能性はある。歯周病によって起こったアタッチメントロスが適切な歯周病処置の後、圧下処置によりアタッチメントゲインが起こったと、動物[19]やヒト[20]でも報告されている。

臨床家が期待を寄せるテーマであるだけに、圧下、矯正治療、再生療法の併用が有効な手段かどうか、今後の研究が期待される。

次頁にこの三者を組み合わせて行った一例を提示する。大臼歯の一部を矯正治療中に失うことになってしまったが、残った臼歯は圧下が行われており、歯冠‐歯根比率の観点から改善があったと言えるかもしれない。矯正治療中のプラークコントロールや咬合性外傷など、難しい問題は多く、一般的な治療とは思わないが、圧下治療と再生治療の可能性が期待できることが示唆された症例であった。

再生療法＋圧下＋矯正治療の例から

図E 歯周精密検査。
中等度慢性歯周炎と診断された。開咬をともなう中等度歯周炎患者の臼歯部に再生療法後、全顎矯正で臼歯部の圧下を行い、歯冠 - 歯根比の改善を試み、アタッチメントゲインを期待した。

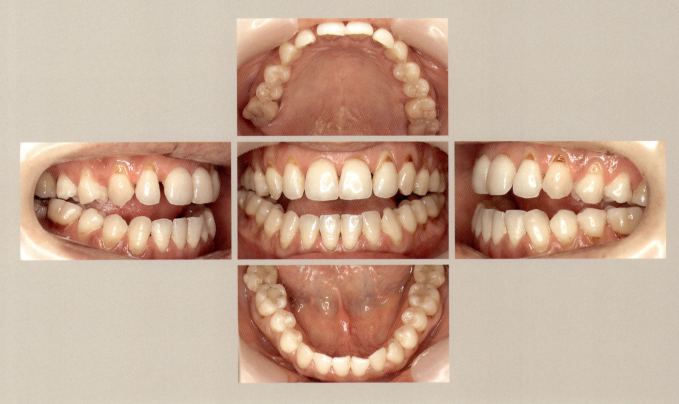

Mob			2	2	1		1	1	2				
B			434	323	324	316	515	524	425	324	626	52④	43⑤	5④④	⑤⑤⑤
	8	7	6	5	4	3	2	1	1	2	3	4	5	6	7	8
P			455	535	534	535	443	444	435	456	646	5③4	43④	6④4	4③⑥

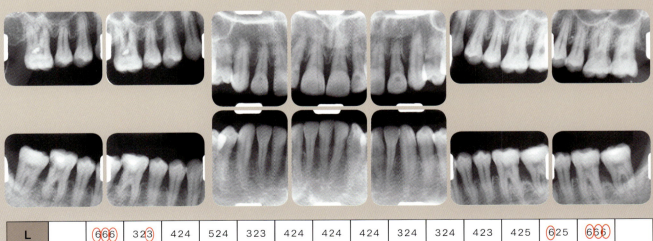

L		⑥⑥⑥	323	424	524	323	424	424	424	324	324	423	425	⑥25	⑥⑤⑥
	8	7	6	5	4	3	2	1	1	2	3	4	5	6	7	8
B		⑥2⑥	623	423	324	323	423	323	323	323	324	323	③23	326	⑥⑦⑦
Mob							1	1	1					1	2

○は BOP（＋）部位

左下4-7FOP

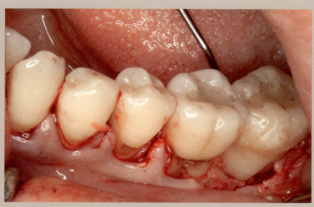

左上4-7FOP

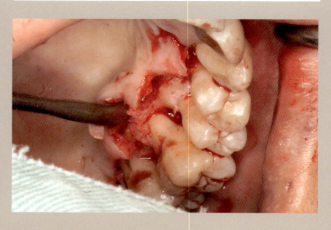

図F1、2
全顎的に歯周ポケットが深く、根分岐部病変も存在していた。歯周基本治療後、臼歯部の分岐部にはエムドゲイン®を使用した再生療法を行い、その後、圧下処置により、分岐部露出部が改善することを期待した。

圧下と矯正治療開始

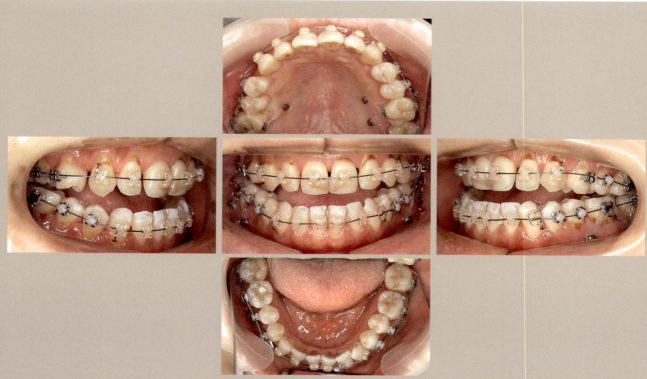

図G
再生療法後、通法どおり、矯正装置を装着し、上下顎にアンカースクリュー埋入と同時に上下臼歯に圧下力をかけた。矯正装置によりブラッシングが難しいことが大きな問題だが、患者の協力を得るよう指導を行った。

矯正治療開始後1ヵ月

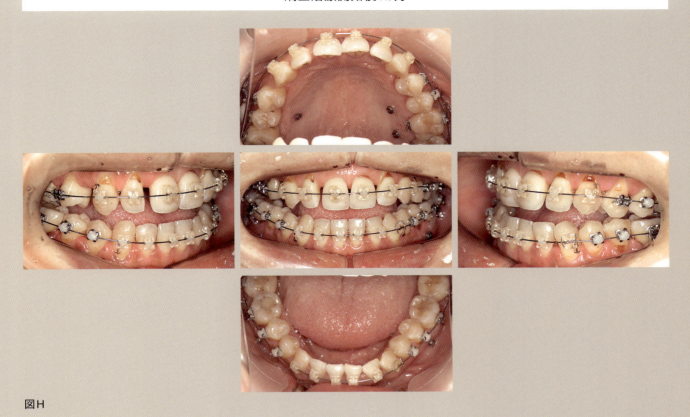

図H

矯正治療開始後17ヵ月

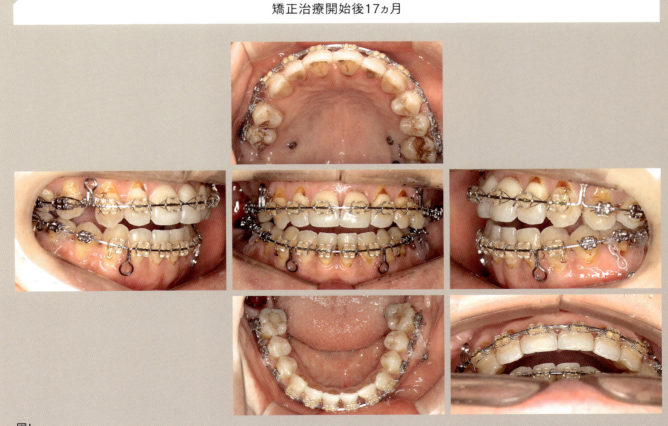

図I
圧下は進んでいるが、左右下顎7、左上7、右上6が清掃不良が原因の歯周炎の急発のため、抜歯に至った。矯正治療下の臼歯部のプラークをコントロールすることは難しい。歯列にあるスペースを牽引して閉鎖を始めた。

矯正治療開始後19ヵ月

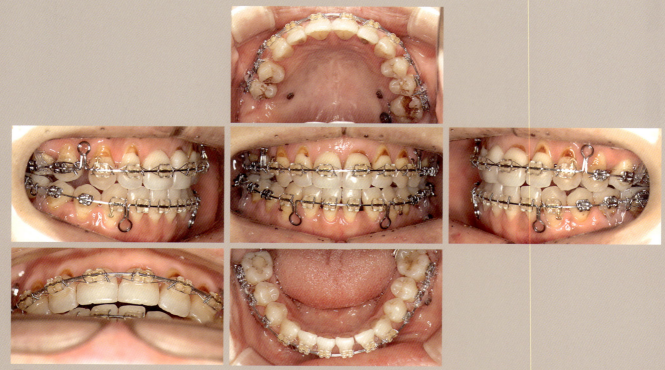

図J
前歯のカップリングが確認された。

矯正治療開始後21ヵ月

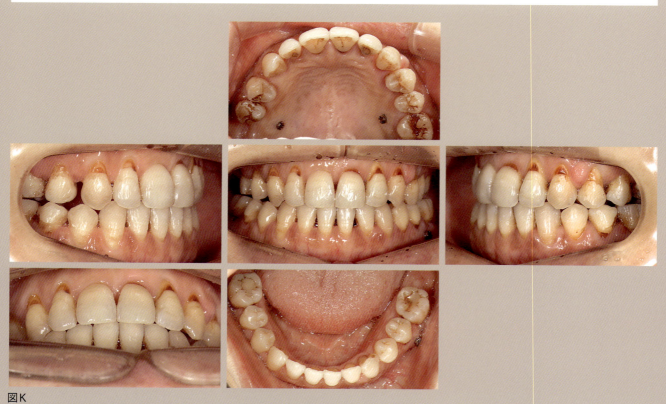

図K
歯周病患者の矯正治療期間は短いことが望ましい。本症例は動揺歯を矯正治療後に補綴物で連結することが予定されていたため、歯列に残るスペースも補綴で対応することにした。

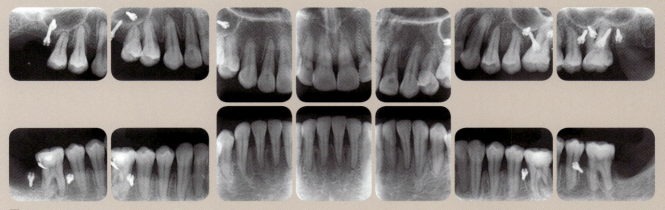

図L
同時期の術後デンタルエックス線写真。保存に成功した大臼歯部の分岐部の状態は改善されている。中でも左下6はデンタルエックス線上でも改善が認められる。

	術前	術後
SNA	78.5°	78°
SNB	75.5°	76.5°
ANB	3.0°	1.5°
Up-1 to NA	5.0mm	4.0mm
Up-1 to NA angle	19.5°	22.5°
Lo-1 to NB	6.5mm	4.0mm
Lo-1 to NB angle	26.0°	17.0°
U1 to L1	131.5°	139.0°
FMA	35.5°	33.5°
SN-M	42.0°	39.5°
U1 to FH	104.0°	106.5°
Occl. pl to SN	25.5°	20.0°

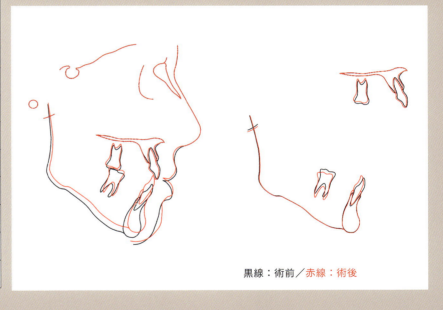

黒線：術前／赤線：術後

図M
術前後の重ね合わせ。上下大臼歯を圧下することによって前歯が正常な被蓋を獲得することができた。

参考文献

1. Kuroda S, Sugawara Y, Deguchi T, Kyung HM, Takano-Yamamoto T. Clinical use of miniscrew implants as orthodontic anchorage: success rates and postoperative discomfort. Am J Orthod Dentofacial Orthop 2007;131(1):9-15.
2. Kim JW, Ahn SJ, Chang YI. Histomorphometric and mechanical analyses of the drill-free screw as orthodontic anchorage. Am J Orthod Dentofacial Orthop 2005;128(2):190-4.
3. Symposium at the University of Santiago de Compostela, Spain, 2004.
4. O'Sullivan D, Sennerby L, Jagger D, Meredith N. A comparison of two methods of enhancing implant primary stability. Clin Implant Dent Relat Res 2004;6(1):48-57.
5. Park HS1, Jang BK, Kyung HM. Maxillary molar intrusion with micro-implant anchorage (MIA). Aust Orthod J 2005;21(2):129-35.
6. Vanarsdall Rovert. PRD Symposium, 2009.
7. Kuroda and Tanaka.Application of Temporary Anchorage Devices for the Treatment of Adult Class III Malocclusions. Semin Orthod 2011; 17(2): 91-97.
8. Lekholm U, Zarb GA, Albrektsson T. Patient selectino ane preparation.
Tissue integrated prostheses. Chicago:Quintessence Publishing Co. Inc. 1985; 199-209.
9. Andreasen JO, Andresen FM. 月星光博 (監訳). カラーアトラス外傷歯治療の基礎と臨床 . 東京：クインテッセンス出版 ,1995.
10. Deguchi T, Murakami T, Kuroda S, Yabuuchi T, Kamioka H, Takano-Yamamoto T. Comparison of the intrusion effects on the maxillary incisors between implant anchorage and J-hook headgear. Am J Orthod Dentofacial Orthop 2008;133(5):654-60.
11. Parker RJ, Harris EF. Directions of orthodontic tooth movements associated with external apical root resorption of the maxillary central incisor. Am J Orthod Dentofacial Orthop 1998;114(6):677-83.
12. Fleischer HC, Mellonig JT, Brayer WK, Gray JL, Barnett JD. Scaling and rootplaning efficacy in multirooted teeth. J Periodontol 1989; 60(7): 402-9.
13. 瀧澤朋章．顎顔面形態が咬合力および咀嚼筋筋放電活動に及ぼす影響について．補綴誌 1996; 40(2):330-7.
14. Nemcovsky CE1, Zubery Y, Artzi Z, Lieberman MA. Orthodontic tooth movement following guided tissue regeneration: report of three cases. Int J Adult Orthodon Orthognath Surg 1996;11(4):347-55.
15. Ghezzi Carlo. PRD Symposium, 2008.
16. Araújo MG, Carmagnola D, Berglundh T, Thilander B, Lindhe J. Orthodontic movement in bone defects augmented with Bio-Oss. An experimental study in dogs. J Clin Periodontol 2001 Jan;28(1):73-80.
17. Diedrich PR. Guided tissue regeneration associated with orthodontic therapy. Semin Orthod 1996;2(1):39-45.
18. Isabelle Juzanx , Jean-Louis Giovannoli. PERIO,2006.
19. Polson A, Caton J, Polson AP, Nyman S, Novak J, Reed B. Periodontal response after tooth movement into intrabony defects. J Periodontol 1984;55(4):197-202.
20. Corrente G, Abundo R, Re S, Cardaropoli D, Cardaropoli G. Orthodontic movement into infrabony defects in patients with advanced periodontal disease:a clinical and radiological study. J Periodontol 2003;74(8):1104-9.

著者プロフィール

● 米澤大地（Daichi Yonezawa）

1996年　長崎大学歯学部卒業
2003年　米澤歯科醫院開業

長崎大学歯学部矯正学講座非常勤講師
大阪 SJCD 副会長
日本臨床歯周病学会理事
AO 会員、EAO 会員、OJ 正会員
日本顎咬合学会、日本矯正歯科学会、
日本歯科審美学会、日本口腔インプラント学会会員、5D japan 会員
GPO 主宰、SAFE 共同主宰
ストローマン講師
アストラテックインプラント講師
3i インプラントメンター

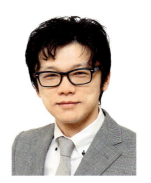

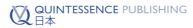

「圧下」のための歯科矯正用アンカースクリューテクニック
挺出歯と咬合平面の自由自在なコントロール

2015年 5 月10日　第 1 版第 1 刷発行
2017年 8 月 5 日　第 1 版第 2 刷発行

著　　者　米澤大地

発 行 人　北峯康充

発 行 所　クインテッセンス出版株式会社
　　　　　東京都文京区本郷 3 丁目 2 番 6 号　〒113-0033
　　　　　クイントハウスビル　電話(03)5842-2270(代表)
　　　　　　　　　　　　　　　　(03)5842-2272(営業部)
　　　　　web page address　http://www.quint-j.co.jp/

印刷・製本　サン美術印刷株式会社

©2015　クインテッセンス出版株式会社　　　　　禁無断転載・複写
Printed in Japan　　　　　　　　　　　　　落丁本・乱丁本はお取り替えします
ISBN978-4-7812-0433-8　C3047　　　　　　定価はカバーに表示してあります